JN115362

仲田和正流
手・足・腰を上手に診る

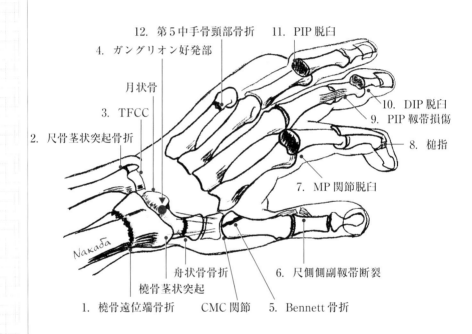

12. 第5中手骨頸部骨折　11. PIP 脱臼

4. ガングリオン好発部

月状骨

3. TFCC

2. 尺骨茎状突起骨折

10. DIP 脱臼

9. PIP 靱帯損傷

8. 槌指

7. MP 関節脱臼

Nakada

舟状骨骨折

橈骨茎状突起

6. 尺側側副靱帯断裂

1. 橈骨遠位端骨折　　CMC 関節　　5. Bennett 骨折

1章2
手を上手に診る

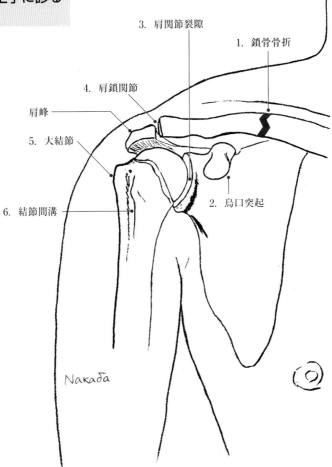

3. 肩関節裂隙

1. 鎖骨骨折

4. 肩鎖関節

肩峰

5. 大結節

2. 烏口突起

6. 結節間溝

Nakada

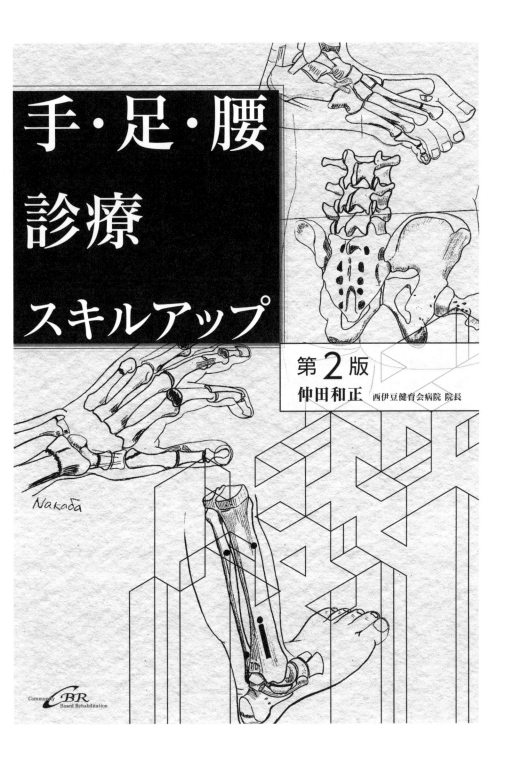

手・足・腰 診療 スキルアップ

第2版

仲田和正 西伊豆健育会病院 院長

推薦のことば

　整形外科のコモンディジーズ領域では知る人ぞ知る，仲田和正先生の実践指南の決定版である．

　研修医にとって，「腰が痛い」「捻挫した」「膝がはれて歩けない」といった患者からの訴えは，生死に直結しないが，その場で何とかしてあげられないと情けなくもあるし，地域の第一線で役立たずになってしまうという意味で本当に重大である．

　新医師臨床研修制度の中でどうして整形（内科）が取り上げられなかったかと不思議に思うことがある．その場で役立つ医師を目指すうえで必携の知識，スキルが分かりやすく短時間で修得できたら！と願うのは研修医に限らない．

　本書は，巻末の参考文献を見たら「ぞっ」と驚くような整形外科の大家が書きおろした関節（および関連の病気）の診療手引きである．1章「手・足・腰の診察手技」が売りである．どのページも見開きに2葉以上の挿絵（すべて仲田先生の原画である）があり，mnemonics（暗記法）がついており，診察術のみならず病気の診療にも及んでいる．解剖と背中合わせの記述なので合点が行く．

　Introduction，2章「整形外科的な外傷・疾患の診かた」には，正統な教科書的な記載とともに，随所に「モニカ・セレシュの捻挫の瞬間」「イヤミのシェー」「脊椎圧迫骨折の瞬間」「肘の過伸展（なぜかヒエピタなのだ）」「出血する貫通銃創」といったコレクション写真がある．これが平坦になりがちな重要事項の羅列といった教科書の弊害をうすめている．囲み枠の中に「Teaching Point」といった指マークがあるのもうれしい．

　3章の高齢者の観察こそ仲田先生が，実は科学者としても一流であることを私たちに強烈にアピールしている．「手術の上達法」の章は，将来整形外科医を目指すものでなくとも，手技，手術を学ぶ研修医や若手医師にとって貴重な示唆になろう．

　筆者は，後輩として仲田大兄が早くからスーパーマンであったことを

簡単に紹介したい．学ラン，角刈りで見るからに体育会系（実に空手部）なのに，6年生で既にかのハリソンを原文で通読して2周目に入っていたのだ．当時から憧憬の的であった．

　西伊豆地域では，内科でも何でも診られる整形外科医として名声をほしいままにする仲田先生の本書は，その代表となる第1作である．買っておいて絶対に損がないと保証する．

2004年6月

箕輪　良行
聖マリアンナ医科大学救急医学教授

第2版 序

　八戸の救急講演会後の懇親会で救急救命士たちに声を掛けられた．長年，救急救命東京研修所で整形外科の講義をしてきたのであるが，彼らは7，8年前に講義を受けその内容をいまだに覚えていると言うのである．そんなに前のわずか4時間の講義をなぜ覚えているのか尋ねたところ，強烈なインパクトの講義だったからと言われてとても嬉しかった．

　そのとき，わかりやすく印象に残る講義やテキストは医学知識の定着に非常に効果的なのだなあとつくづく思った．救急はプレホスピタルの救急隊に始まり医師，看護師に引き継がれる．救急隊員，医師，看護師が高度の医学知識を共有し同じベクトルで動いてこそ，より高い患者救命率につながる．2004年にこの初版は出版されたが，幸い医学書には珍しいロングセラーとなり，医師だけでなくコメディカルの方々にも読まれた．

　JPTEC，JATECは現在，外傷初期診療のスタンダードであるが，その歴史は知られていない．1980年，米国で外傷初期診療手順のBasic Trauma Life Support（BTLS），Advanced Trauma Life Support（ATLS）が米国外科医学会により開発され，これは2000年頃，箕輪良行氏，林寛之氏，今明秀氏らにより国内に紹介され，彼らにより精力的にコースが開かれ，衝撃をもって迎えられた．さらにこれは国内でJPTEC，JATECに発展し，今や外傷初期診療のスタンダードとなった．一方，2020年にはBLS，ACLSも新たに改訂された．今回，本書ではこれらの最新情報を盛り込んだ．

　外傷時の輸液もこの10年で激変した．この端緒となったのはZhang Q, et al：Circulating mitochondrial DAMPs cause inflammatory responses to injury. Nature, 2010 Mar 4；464（7285）：104-107の衝撃的な論文である．外傷時，細胞内のミトコンドリア破壊産物（DAMPs）は血中にでた途端，ヒトはTLR（Toll-like receptor）等により，これを異物と認識し多核白血球による自然免疫が惹起され激しい炎症が起こる．なぜならミトコンドリアは20億年前，細胞に取り込まれたバクテリアであるからだ．外傷に大量輸液を行うとDAMPsは全身にばらまかれて炎症，凝固障害を起こす．この論文が出現したときから外傷時の輸液

の概念は一変し輸液制限，トランサミン投与が行われるようになった．すでに2015年のパリ同時多発テロでは救急隊員によりトランサミン投与，輸液制限が行われている．しかし，国内では10年以上経過した今もこれは日本の医師の常識となっておらず，外傷時，旧来の大量輸液がされることが多い．

　また2011年，東日本大震災を経験した私たちは数多くの貴重な医療的教訓を得た．これを次世代に継承していくことは今に生きる私たちの責務であると思う．

　この第2版では，①災害時の医療対処，②最新のBLS，ACLS，JPTEC，JATEC，③日常的整形疾患，以上の3つを柱とした．外傷に対処する最新知識と，診療所で必須の整形外科的疾患をまとめた．これらで武装し自信を持って救急，日常診療に対処していただきたい．

　　2021年7月

仲田　和正

　もう10年も前，自治医科大学の同窓生の箕輪良行氏（聖マリアンナ医科大学救急医学教授）から，ある医学雑誌に「四肢の診かた」を書いてほしいと依頼があった．おそらく彼の知り合いに整形外科医が少なくて小生に丸投げしたに決まっているが，僻地の小病院の院長としては嬉しかった．乏しい知識を水増しして書いてみたところ意外に反響が大きかった．同じ頃，救急救命東京研修所（救急救命士の養成施設）の教授が整形外科の集中講義をやはり小生に丸投げしてきた．ネオンまたたく都会にたまに行けるという嬉しさもあり，これも引き受けた（行ったら八王子の田舎だった）．最初は，研修所で使われていた当時の教科書に沿ってやるつもりであったが，教科書を見たところ随分現場から遊離しているように思えた．救急救命士の知りたがっていることはこんなことではないという確信があったので，自分で「実戦整形外科的外傷学」と題して自前のテキストを作って授業に臨んだ．これも研修生から予想外の好評をいただき，小生も首にもならず，テキストを毎回改訂しながら現在に続いている．

　そうこうしているうちにポツリポツリと講演やら執筆を依頼されるようになった．それらをこなしているうち，いかに無駄を削ぎ落として真に役立つ整形外科を教えるかを考えるようになった．

　今回，（株）シービーアールから思いがけずこの本を出していただけることになり，「人間万事塞翁が馬」を実感している．どこの馬の骨ともわからぬ小生にリスクも省みず執筆を依頼された同社の諸氏に感謝したい．つたないイラストレーションは大方，小生が描いたが，顔の表情は苦手なので一部，妹の高久賀代子に依頼した．

　整形外科はプライマリ・ケアでは大変重要である．この本は特に初めて臨床の現場に出る研修医の先生方，X線設備のないような救急の現場で働く救急救命士の皆様や開業医の先生方に読んでいただくことを念頭に置き，整形外科的な診断および外傷に対処する際の重要なコツ，ポイントを示した．

2004年6月

仲田　和正

目 次

・読者の皆様へ
「手・足・腰診療スキル
アップ」に関する質問
をお寄せください．本
書の増し刷りまたは改
訂版で著者の回答を掲
載します．質問はメー
ルまたは FAX でお寄
せください．
（株）シービーアール
cbr@cbr-pub.com
FAX：03-3816-5630

編集協力：北西史直（NTT 東日本伊豆病院）

著者略歴

1978 年　自治医科大学卒業
　　　　　静岡県立中央病院全科ローテート研修
1980 年　浜松医科大学麻酔科研修（4 月〜9 月）
　　　　　静岡県国民健康保険佐久間病院外科・整形外科
1984 年　自治医科大学整形外科大学院
1988 年　静岡県島田市民病院整形外科
1991 年　静岡県西伊豆病院整形外科

西伊豆健育会病院院長
医学博士（学位論文：老人姿勢の研究）
ECFMG・VQE 取得
英検 1 級
珠算 6 級
ピアノ：黄色のバイエル 1/2

所属学会：日本整形外科学会
　　　　　日本リハビリテーション学会
　　　　　日本リウマチ学会

逮捕歴等：なし

Introduction
大地震・当直医の対応/トリアージ/2020JPTEC/
2021JATEC/2020BLS・ACLS 要点：
Teaching Point

　　一人を助けるために十人を死なせてはならない.
　　　　　　　　　　　　　　　　　　　（ナポレオン）

　　1980年, 静岡駅前地下街で大規模なガス爆発事故が
あり200人を超える死傷者が出た.
　　ビルから降り落ちてきたガラスで傷ついた多数の軽症
の方々がまず最寄の病院に殺到し, 病院外来は大混乱と
なった. 遅れて重症患者が搬入されはじめたが, すでに
医師, 看護師が軽症患者の治療に忙殺されていたため,
処置が遅れ次々に亡くなっていったのである. 当時, ト
リアージの概念はまだなかった.
　　災害では「重症は後から来る！」のである. 災害で殺
到する多数の患者さんに優先順位をつけることをトリ
アージという.

大地震!!! 当直医の対応 (R1.8 改定)
CSCATTT：シーエスキャットットトット, おっとっとっと

マニュアルは災害初期には有効である．以後は応用問題の連続である[12].

◆院内放送（落ち着いて）

『只今地震が発生しました．各部門の責任者は被害状況を本部に連絡してください．現在職員が安全確認中です．患者様はそのまま次の指示をお待ちください』

◆初動手順：CSCATTT（シーエスキャットットトット，おっとっとっと）（患者が殺到する前に CSCA まで終わらせる）

C：Command：命令「残存職員で速やかに役割分担を決定」

- 災害対策本部長の決定（前もって院長，事務長と決めるな．来られぬかも）.
- 災害時，民主主義は不可！民主主義は時間がかかり過ぎる（小田原評定になる）．トップダウンで！
- 本部長は経験豊かであること．年功序列は不可！
- 本部長補佐として情報，関係機関調整，安全管理担当の３名を決定.
- 地域の災害医療コーディネーターは公的な肩書き（おすみ付き）がないと対外的交渉はできない．自称コーディネーターでは誰も言うことを聞いてくれない[12].
- 電話網，メールで職員を召集．電話よりメール，ツイッター，パソコンが通じる．日頃から複数の通信手段を持て.
- 町の広報の利用「災害が発生しました．病院職員は病院へ集合してください．病院に電話をかけないでください」
- 前もって震度５以上では職員は自主参集等と決めておく.
- 参集職員は必ず本部経由（参集人員把握のため）で持ち場へ.
- 災害時，病院は最大 40 人の入院に備えよ[7]！（英国 MIMMS：

Major Incident Medical Management and Support)
- 院内で，赤，黄，緑，黒患者のエリアを決定．（ゾーニング）．
- 院内で以下の場所を決定：受付，災害対策本部，スタッフ集合場所，遺体保管室，退院・再会エリア（報道関係者を入れない），家族待合室，報道関係者室，ボランティア室（証明書を発行し自由行動を許さない）
- 院内職員に対し，託児所（職員の子どもを預かる），給食（職員にも），ランドリー，医療資材供給の実施．
- 初動手順を書いたアクションカードを作り職員の名札の裏に入れておく．厚いマニュアルなんて普段誰も読まない．

S：Safety：自分の安全，場の安全，患者の安全（Self，Scene，Survivor）

- 津波の危険があれば病院上方へ避難．呼吸器患者は後回し（最大多数の幸福）．
- 寝たきり患者はシーツ，毛布にくるめば一人でも引きずれる．階段は4人がかりで階段を引っ張り上げる[9]．車いす患者は数人でそのまま階段を引っ張り上げる[9]．
- トイレやエレベーター内に人がいないか．必要ならエレベーター会社に連絡．
- 呼吸器作動の確認，手動が必要なら応援人員を．→津波到達まで数分なら呼吸器患者救出はあきらめる．
- 酸素，吸引作動の確認．
- ガス漏れ，ガス自動停止の確認，必要ならガス会社に連絡．
- 透析，手術の終了．
- 病院外壁，内部の肉眼視認，院内の傷病者の把握．
- 災害現場へ白衣，サンダルで向かってはならない！（ガラス，破砕物，ガス，酸欠，漏電！）ヘルメット，ライトキャップ，ゴーグル，防塵マスク，カメラ，アクションカード，現金，防炎防水の作業着（服は遠くから視認できること，反射板を付け

ること），安全靴，携帯，メモ帳，ボールペン，リュック持参
（暗闇でも中身を取り出しやすく）．

C：Communication：コミュニケーション
・TV，ラジオ，ネット，衛星電話（意外に通じない．通話は手短
に．アンテナを南に固定する必要があり，電話番が必要）等で
現状把握・発信．病院に衛星電話の常備を！
・事務は EMIS（Emergency Medical Information System, 広域
災害救急医療情報システム：http://www.wds.emis.go.jp/にロ
グインし「災害関係者ログイン」で機関コード，パスワードを
入力し，県に病院が safe なのか，help なのかを必ず通報する．
・NTT 仙台ドコモによると 2011 年 3 月 11 日 15 時（発災 15 分
後）に通信量は通常の 50〜60 倍となり 80％の規制を行った[13]．
・携帯メール，ツイッター，フェイスブック等，複数の通信手段
を日頃から持つ．普段使っているものほど緊急時にも役立つ[11]．
・広域災害では即座に現状を発信しないかぎり救援も物資も何も
来ない[10]！被災したその日のうちに発信せよ（超重要）！
・HELP の声がないのはそれ自体が「HELP」のサインである[12]．
・災害ボランティア統括は社会福祉協議会が行う．即座に社協で
ボランティアセンターを立ち上げ役場ホームページに掲載せ
よ．東日本大震災では各地の社協が全滅し高台にあった石巻社
協のみが生き残ったため当初，石巻しかボランティアを受け入
れられなかった．
・大雨，洪水では気象庁警戒レベル 3 で高齢者避難，4 と 5 は全
員避難．夜が迫っているときは早めに（2019 年）．

【災害時に伝えるべき情報内容は METHANE と覚える[2]】
・My call sign（発信者），Major incident（災害の内容）
・Exact location（場所）
・Type of incident（災害の種類）

・Hazard（障害）
・Access（到達経路）
・Number of casualties（死傷者数）
・Emergency service（現場から警察，消防，救急へ通報）
　下記は2011年3月12日深夜1時40分に津波で壊滅した大槌町から，災害後方支援拠点の遠野市にたどりついた佐々木氏の情報である[14].
　METHANEで整理すると次のようになる.
・My call sign：佐々木氏
・Major incident：大槌町津波で壊滅
・Exact location：大槌高校
・Type of incident：津波で孤立，周辺の火事
・Hazard：水，食料，毛布なし，燃料とストーブあり
・Access：遠野→立丸峠→土坂峠→大槌
・Number of casualties：避難者500人
・Emergency service：物資搬送を

A：Assessment：評価
【本部指揮系統】
・情報の整理（白板，マーカーの用意，マーカーが使えることを時折確認しておけ. 白板は日頃から複数用意）白板を消すときは必ずデジカメで保存しておけ.
・電話，メールからの情報を板書し，リーダーとサブリーダーで情報分析し指示を出していく. 処理終了した情報は白板に「済」とチェックを入れる.
・本部長，3名の補佐の下に4部門担当者を決定（落ち着いてからでよい）[1].
　①現場部門（治療，電気，水道，給食，交通整理など）
　②企画運営部門（空床管理，退院把握，記録，撤収，患者・死者名張り出し）

③後方支援部門（通信，食糧，スタッフケア，家族ケア，DMAT
　受け入れ）派遣されてきたDMATには災害マニュアル，院
　内地図，周辺地図を渡し，宿泊場所，会議室，白板を確保.
④経理管理部門（時間管理，購入，経費）

・24時間体制をとるため，早期に本部長を含め交替制（シフト）
　とする．全員で徹夜して全員でダウンする愚を避けよ！悲観的
　に準備し楽観的に行動せよ！
・食う，寝る所に，出す所！重要！
・現場を知らないリーダーの命令で混乱が起こる．緊急時は現場
　の判断に委ねる[11].
・危機の瞬間は完璧さを求めない．限られた情報からまず走りだ
　す．状況に変化があれば修正を加えていく[11].
・リーダーは現場の声に耳を貸し大混乱した状況を解きほぐし
　て，やるべきことをリストアップし優先順位をつけて指示をだ
　す．リソースが限られているときは最優先の課題に集中投下す
　る[11].

【トイレ・水】
・使えるトイレ，水の確保！
・トイレは便器に新聞を敷き便座で挟み，その上に紙おむつを置
　いて排泄，新聞紙ごと捨てる．大便は臭気のため，場所を限定
　する[9].排尿を我慢すると1回量が多くなり紙おむつで吸収し
　きれない[9].
・手洗いは流動食の経管ボトルに三方活栓か点滴セットをつけて
　ペットボトルの水を入れる[9].
・簡易手洗い器のレンタルもある.
・避難所はプールがあればトイレの水に困らない.
・日本セーフティ社のラップ式トイレ（ラップポン）が便利．ビ
　ニール内の糞便をゲル化し熱シールで密封する[12].

【食事】

・調理が可能か？　熱源は（カセットコンロ，プロパン，石油ストーブ，院外でマキ）？

・非常食は3日分では足りない．5日分用意せよ（東京ディズニーランドは4万人が5日間暮らせる非常食を用意している）．

・食事はおにぎり，パン，インスタント麺など炭水化物が多くなり野菜，蛋白質が不足[9]．糖尿病患者に注意！

・嚥下食，流動食の確保が困難（支援物資として送ってこない）[10]．石巻日赤はおかゆを基本とした．

・食事介助は2人1組，1人が後から下肢の間に患者を挟み，胸全体で背中を支える．1人が前から食事介助[9]．（電動ベッドは使えない）

・ダイエット食（カロリーオフ）は不適．

【診療】

・薬は栄養・水分・点滴，抗菌薬，降圧薬，糖尿病，向精神薬が必要[10]．

・皮下輸液が有用[10]．

・抗菌薬はバイアルよりキット製剤のほうが清潔，安全[10]．

・肺炎，尿路感染は，脈拍，呼吸数増加したら要注意，その後で発熱する[10]．

・患者を床に寝かせると呼吸器疾患は悪化しやすい（埃？）[10]．

・床に寝る場合，埃を避けるため患者も職員もマスクをして寝る．

・酸素は全体の残量を考えながら投与．

・肺炎になるとあっという間に死んでいく[10]．

・誤嚥性肺炎ならABPC/SBT（ユナシンS），メロペン，クラビット，嫌気性ならダラシン追加．

・尿路感染（確認は導尿）ならクラビット，バクタ，β-キノロン．

・MEPM（メロペン）乱用するな．

- DM コントロールは甘めに．厳格にするとナースの負担[10]．
- 排便コントロールは便秘ぎみに．下痢はナースの負担（水が使えない）[10]．下痢で皮膚もただれる．
- 処方を求める患者が殺到し，急患対応は無理なので処方専用ブースを設けよ[12]．

【看護・介護】
- 患者が入り乱れるので患者の胸，手首，壁などにテープを貼り名前，食事形態を明記[9]．
- 処置終了時，水が使えないときはゴム手袋のまま手をアルコール洗浄，次の処置に移る[9]．
- 廃液はビニール袋の中に紙おむつを敷いて捨てる[9]．
- ナースコールが使えないので病室ごと，スタッフ1名が不寝番[9]．
- 吸引はカテと注射器で2人がかり．足踏み式があると両手が使えて便利[9]．
- 吸引が必要な患者はできるだけ同じ部屋に集める[9]．
- 毎朝，業務開始時，当日の業務内容を全員で確認（朝礼）[9]．
- 1日1回は陰部洗浄する．

【避難所】
- 避難所が複数あるときは全避難所を回って以下の点をアセスメントする．避難所の人数と内訳（高齢者，乳児，幼児），傷病者・慢性疾患を持つ人，インフルエンザ等の急性疾患，発熱・咳・下痢・嘔吐等の数，水・電気等のライフラインの状況，手洗い用の水の有無，トイレの汲み取り状況，食糧事情，毛布・暖房器具の有無，避難所リーダーの連絡先．以上を◎・○・△・×で評価[12]．
- 避難所をいくつかのエリアに分け，エリアごとに医療チーム（DMAT等）を複数振り分ける（ライン）．活動先を自主的に決め各チーム交代で継続的に活動（3泊4日等）．毎日全体ミー

ティングしエリアごとのヒアリングを行い調整. 医療機関が回復したら縮小[12].

・災害ボランティア対策本部（社協）はマイクロバス, 軽トラック, 運転手の確保は必須.

【その他】

・職員の安全, 健康状態のチェックを行う[9]. 事務長は避難所回り.

・腕時計はバックライト, カレンダー付きが便利（夜間死亡時間確認)[10].

・寝袋の下に段ボールを敷くと暖かい[10].

・スタッフの下着はおむつで代用できるが靴下の履き替えは必須[9].

・寒冷時, ネックウォーマーかタオルを首に巻くと保温効果大.

・毎日拭き掃除を（感染, 埃の防止)[9].

・履物は下履きと上履きを区別し, 埃を院内に持ち込まない[9].

・乾電池不足（特に単1）になるので乾電池を多く使用する懐中電灯は使えなくなる[9].

・霊安室は極力冷房をかける[9].

・治安が悪化するので病院資材を盗まれぬよう玄関出入りに注意（門番を置く)[9].

・スタッフ, 患者の知り合いが訪ねてきてもすぐ通さず必ず2人で対応[9].

・車を長時間停めておくとガソリンを抜かれる[9].

・スタッフの休息の場を設けるため風呂付き賃貸アパートを借り上げる[10].

・職員に給与の貸出を[10].

・ライフラインの復旧は電気⇒水⇒ガスの順[9]. 石巻港湾病院(津波被災）ではそれぞれ8日目, 35日目, 62日目だった. 仙台市内の電気復旧は8日目で94%. 下水道復旧は年余かかる.

- 仙台市水道局によると被害の7割は塩化ビニル管であり耐震管の被害はなかった．受水槽の目地の漏水が見られた[13]．
- 仙台市ガス局によると，ガスは高圧管⇒中圧管⇒低圧管⇒家庭と流れるが，低圧管の破損が多かった．病院は中圧管（耐震性高い）がよい[13]．
- 仙台市下水道課によると，日頃から施設と下水道の配管の位置関係を把握すること．ところどころに小さな槽があり点検できる．汲み取りのできる貯留槽があるとよい[13]．

T：Triage：トリアージ

- 現場救護所のレイアウトは災害現場近くにトリアージポストを設け，治療エリア（赤と黄を入れる）と，その外に緑患者，その外に黒患者（死者）とする．
- 遺体には必ず黒ラベルを付けること．さもないと死亡に確信が持てない救急隊員に何度も呼ばれてしまう．（死亡診断ができるのは医師のみである）
- 治療エリアの外に搬送待機エリアを設けここに救急車が一方通行で進入．1本道を往復しないように注意．受け入れ病院は分散搬送し1カ所集中を避ける[2]．
- 病院を避難所にしてはならない．避難者はトリアージの邪魔になる．

- 大量遺体の死体検案は基本的に警察が行う．体育館，ビニールシート，ドライアイス，棺，ウジ殺しの準備[3]．
- 医師，ナースを応援派遣．ナースが準備するものは，ガーゼ，シーツ，三角巾，消毒アルコール，大量の死後処置セット（ハサミ，剃刀，カッター，爪切り，口紅，ファンデーション，ヘアブラシ，綿，割り箸，顔カバー，浴衣，紙おむつ，手首を縛るバンド）．

- 死体検案では，死亡時刻推定は「死斑，硬直，角膜混濁，直腸温」

の4つから判断.

・検案時刻を死亡時刻にしないこと. 検案場所を死亡場所としない
こと. 死亡場所は警察などから聴取. 異状死体は警察に届けない
と「異状死体届け出違反」になる.

・圧迫死体（圧死は医学用語ではない. 窒息死とする.）の特徴は,
圧迫が加わった部分は白色, その周辺が紫色になることである.

・身許不明死体は血液（血液型）, DNA試料を採取（口腔粘膜をガー
ゼで拭い乾燥または凍結させる. 濡らしたままだとDNAが変性
する）. 特に女性遺体は名刺, 免許証等をバッグに入れているため
身許特定が難しい. 焼損骨片は特に扁平骨の場合, 獣骨との鑑別
が難しい[1].

T：Treatment：治療

患者がまだ瓦礫の下にいるときは, 圧挫症候群による腎障害（ミ
オグロビン, 尿酸による尿細管閉塞）を予防せねばならない. 最初
の6時間以内, 患者がまだ瓦礫の下にいる間から生理食塩水1 L/h
（10〜15 mL/kg/h）を開始し, 救出されたら低張生理食塩水（Kの
入ってないソリタT1［Na 90 mEq/L］かソリタT4［Na 30 mEq/L］
などに替える.

低張生理食塩水1 L当たり重曹50 mEq（メイロン84注50 mL）
を追加し尿pHを6.5以上に保ちミオグロビン, 尿酸の尿細管沈着を
防ぐ. 尿量が20 mL/hを超えたら20％マンニトール50 mL を輸液
1 Lごとに加える. 時間尿量300 mL/hを超えるようにし1日6 Lか
ら12 L くらいまで輸液する. K入りの輸液（ソリタT3など）は不可.

大地震の場合, 圧挫症候群の透析には大量の水が必要であり被災
地では十分な水を確保できない. また圧挫症候群は時間が経てば経
つほど搬送が困難になるので, できるだけ速く後方病院へ送れ！
転送するときはKayexalate 30 gを経口, 注腸して高カリウムによ
る死を避けよ[5].

破傷風トキソイド，抗破傷風ヒト免疫グロブリンは冷蔵庫が必要なので注意[4]！

　簡単な傷は自宅で処置してもらう．毎日水道水で洗浄しラップで覆う．

＊瓦礫の下の医療（CSM：Confined Space Medicine）

瓦礫の下で人が閉じ込められている場合

・救助者の安全7つ道具：ライト付きヘルメット，ゴーグル，防塵マスク（N95以上，できれば吸収缶付き），手袋，安全靴（爪先に鉄板），肘と膝のプロテクター，ホイッスル，無線機．

・使用機材はすべて外部で準備し瓦礫内で店を広げるな．

・侵入は原則1名，処置が必要なときのみ2名，それ以上は無駄．

・鎮痛の基本はモルヒネ系，麻酔はケタミン静注・筋注

・患者に接近したらまずボイスコンタクト，自己紹介，相手の性，氏名，年齢，訴えを聞き，手を握り診察，静脈路確保し大量輸液開始．

・閉じ込められた人の9割はコンクリートで熱を奪われ低体温になっているので壁と体の間に毛布や段ボールを差し込み，上からは保温シートを掛ける．

T：Transport：患者の域外搬送

・東海大地震では，静岡県内では4外傷（頭部外傷，胸腹部外傷，クラッシュ症候群，広範囲熱傷）に限り県内の3つの広域搬送拠点（愛鷹広域公園，静岡空港，浜松北基地）へ民間小型ヘリで搬送した後，自衛隊の大型ヘリ（CH47）や固定翼機（C-1）で全国（千葉，埼玉，関空，福岡等）へ域外搬送を行う．家族は付き添えないので家族との連絡には十分留意せよ[4]．

　DMAT隊員は広域搬送拠点でSCU（Staging Care Unit）を設営しトリアージ，搬送を行う．

・ヘリポートが屋上にあると停電時エレベーターが使えない．

　ただし重症であっても次の3つの場合，生存の可能性が低いため，広域搬送は行わない．
・重症頭部外傷（GCS＜9かつ両側瞳孔散大）
・高度呼吸障害（FiO$_2$ 1.0でSO$_2$＜95％）
・広範囲熱傷でBurn Index（3度熱傷面積＋2度熱傷面積×1/2）が
　50以上

参考文献
1）静岡県災害医療従事者研修会（2010.1.27＠静岡もくせい会館）
2）DMAT事務局研修プログラム検討委員会編：日本DMAT隊員養成研修受講生マニュアル（Ver. 3.1）：2007
3）飯塚訓：墜落遺体（御巣鷹山の日航機123便）講談社，2009
4）Auerbach PS et al：Civil-military collaboration in the initial medical response to the earthquake in Haiti. *N Engl J Med*. 2010；362：e32
5）Sever MS et al：Management of crush-related injuries after disasters. *N Engl J Med*. 2006；354：1052-1063
6）大事故災害への医療対応（MIMMS）．永井書店，2007
7）Hospital MIMMS．永井書店，2009
8）大友康裕編集：多数傷病者対応．永井書店，2010
9）石巻港湾病院（津波被災）派遣隊報告．平成23年3月（私信）（西伊豆病院看護師，小川秋美，伊東直記，西川幸織，藤井聡，吹上美香）
10）石巻港湾病院（津波被災）派遣隊報告．平成23年3月（私信）（福井大学医学部救急部　後藤匡啓医師，伊東市民病院　竹内章晃医師）
11）猪瀬直樹：決断する力．PHPビジネス新書，2012
12）石井正：石巻災害医療の全記録．講談社ブルーバックス，2012
13）災害に強い病院を目指した自助・共助のあり方．浜松医科大学シンポジウム講演録　国立大学法人浜松医科大学，平成24年9月
14）遠野市後方支援活動検証記録誌，遠野市，平成25年9月

＊平成23年3月東日本大地震の津波で被災した石巻港湾病院へ派遣，勤務，貴重な生情報を収集して頂いた西伊豆病院看護師5名（小川秋美，伊東直記，西川幸織，藤井聡，吹上美香），福井大学後藤匡啓医師，伊東市民病院竹内章晃医師に深謝します．

トリアージ(ほことって＋２秒トリアージ)の要点 (H26.9改定)

◆外傷による死亡

即死は２時間以内での死亡をいうが，そのうち80%は20分以内の死亡である．

20分以後の受傷後早期の死亡は2時間にピークがある．1995年の阪神淡路大震災のとき，当時の社会党村山内閣の対応は最悪であった．震災発生直後から自衛隊出動を命じていればかなりの方が2時間以内に救出できたかもしれないのである．また米軍の野戦病院付きの空母インディペンデンス派遣も早々に断ってしまった．受傷後晩期の死亡は3週から5週にピークがある．

◆戦傷での野戦病院への搬送時間と死亡率

	搬送時間	死亡率
第一次大戦	12～18時間	
第二次大戦	6～12時間	4.7%
朝鮮戦争	2～ 4時間	2.0%
ベトナム戦争	1～ 2時間	1.0%

重症外傷患者で生存率が最も高いのは，受傷後1時間以内に手術された場合でこれを「黄金の1時間」といい，さらに最初の10分を「プラチナの10分」という．

◆スタートトリアージ（ほことって）START（simple triage and rapid treatment）triage

受傷者多数の場合，軽症者が歩いて病院へ来てしまい，重症者はあとから来る．軽症者に対しすぐに治療を始めてしまうと，重症者が後回しになってしまう．受傷者が多数発生したときは患者に優先順位をつけて緊急度の高い患者から治療を行う．この優先順位をつけることをトリアージという．受傷者の半数は最初の1時間に医療機関を受診するといわれ，受診者予測数は最初の1時間の受診者数を2倍するとよい．

★トリアー（trier）はフランス語でコーヒー豆の選別のことをいう．入院1泊以上を要する患者は外傷患者の10〜15％といわれる．

◆4色分類

受傷者多数（mass casualty）のときのSTART（simple triage and rapid treatment）triage

トリアージは患者さんを4色のカードで4グループに分類する．これは交通信号と同じ色で分け，世界共通である．すなわち，赤（緊急に救命を要する），黄色（準緊急），緑（急を要しない），黒（死亡）の4色で，これらのカードを患者さんの目立つ所に付けていく．

カード（トリアージタグ）は原則として右手首に付ける．無理なら，左手首→右足首→左足首→首の順．衣服や靴に付けてはならない．トリアージを速やかに行うため判定者と記録者の2名で行うことが原則である．事前に書けるところは書いておく．

米国では救急隊員は次のようにトリアージを行う．

◆トリアージ・オフィサー（TO）

トリアージを行う者は目立つベストを着け（Don identifying vest：親分を認識するチョッキ），triage officer（TO）と呼ばれる．triage officerは冷酷冷静でなければならず治療をしてはならない．ただしドクドク出血している場合は最低限の駆血は行う．

◆ほことって（歩呼撓手），2秒トリアージ

まず患者を安全な広場あるいは室内へ誘導する．そして「歩ける方は隅へ行ってください」と呼びかけ，歩けた人はすべて緑に分類する．彼らは救急搬送の対象にならない（ただし熱傷の場合，重症であっても当初は歩いてくる）．そして残った人をさらにトリアージしていく（1人30秒で）．わぁわぁ騒いでいる人はたいてい軽症で，ぐったりしている患者が重症である．ただしCWAP（child, woman, aged, patients 子ども，女性，老人，患者）優先である．

スタートトリアージ[1)2)]では血圧測定や頸動脈の触診は行わない．まず呼吸しているか否かである．呼吸をしてない場合，用手的に気道確保（chin up）を行い，それでも呼吸をしない場合，もう一度，

chin up する．それでも呼吸が見られない場合は，これは黒（死亡）に分類し，これに対して CPR は行わない．

　トリアージの目的は「最大多数の幸福」であり，CPA（心肺停止）の救命率は非常に低いことから mass casualty の場合，CPR はすべきではない．限られた医療資源を有効に使うためである．

　次に呼吸数を見る．呼吸数が 30 以上（8 以下も）は赤（緊急）に分類する．呼吸数 30/分ということは 2 秒以内で 1 回呼吸していれば赤ということである．呼吸数 30 以下は橈骨動脈が触れないか 120 以上で赤とする．それ以外は黄である．黄の患者の中で手を握れない人（意識障害をみる．「お名前は？」「目を開けて，閉じて」でも可）は赤に分類する．血圧測定や頸動脈の触診などは行わないところがポイントである．

スキルアップ

トリアージの覚え方（「ほことって」＋2 秒トリアージ）

　　歩行可能な者は緑，呼吸なしは黒，呼吸数 30/分または 1 回/2 秒（または呼吸数 8 回/分以下）で赤と黄を分け，さらに橈骨動脈（触れないか 120 以上で赤，それ以外は黄）で赤と黄，さらに手を握れるか否かで赤と黄に分ける．「ほことって」（歩呼橈手）と順番を覚え，2 秒トリアージ[3]（呼吸 1 回/2 秒以上）を覚えておこう．順番を暗記しておかないと実際に使えない．

　患者の状態は刻々と変化していくものであり，トリアージは繰り返して行う．すなわち，トリアージ第 1 ラウンド，第 2 ラウンドと繰り返す．

★矛（ほこ）とは両刃（もろは）の剣に棒をつけたものをいう．

参考文献

1）Mass casualty incident response guide. http:peninsulas.vaems.org/MCIresponse.htm
2）Multiple casualty incidents/Triage-Massachusetts state protocols. http://www.vgernet.net/bkand/state/mutiple.html
3）JDMRI-トリアージ．http://www.jdmri.com/triage2.htm

2020JPTEC (Japan Prehospital Trauma Evaluation and Care) 要点 (2020JPTEC ガイドブック準拠)

　2020 年の改訂で新たに追加された重要点は止血機能付きガーゼ (キトサンやゼオライトを含む), 胸部開放創に対する一方向弁付き シール, 止血帯, 骨盤骨折固定器具の使用である.

　重症外傷患者で生存率が最も高いのは受傷後 1 時間以内に手術された場合でこれを「黄金の 1 時間」といい, さらに最初の 10 分を「プラチナの 10 分」という. 現場到着と同時に 15 秒で初期評価(A, B, C の確認), 続いて全身評価「頭の先からつま先まで (head to toe), 体前・後面 (front to back)」までを 2 分で終了し, 処置, 固定を行い 5 分で現場を離れる.

I．現場評価 (カンキアンスキ　感器安数機)

1. 通信指令から情報収集：場所, 事故概要, 傷病者の状態, 主訴, 性, 年齢.
2. 感染防御：手袋, ゴーグル, マスク, ガウンなどの装着.
3. 器材確認：脊柱固定具 (バックボード, カラー, KED), 呼吸管理器具 (酸素, 吸引, BVM, 聴診器), 外傷キット (包帯, ガーゼ, 駆血帯, 骨盤固定具, 副子) など.
4. 安全確認：優先順位は self (自身) ＞ scene (現場) ＞ survivor (生存者) の順. 交通事故なら交通規制されているか, 火事, 爆発, 感電, 低酸素, 危険人物に巻き込まれないか. 救助者の危険を伴うようなら近づかない. 必要なら警察を呼ぶ.
野次馬整理.
5. 受傷者の数：応援要請が必要か. 受傷者 1 人に救急車 1 台が必要. 夜間や荒天時, 車の陰等の傷病者見逃しに注意. ドクターカー, ヘリ要請？
6. 受傷機転：これで外傷の種類を推察できる. 例えば, 正面衝突で

ハンドルが変形していれば心挫傷，心タンポナーデ，大動脈破裂，気胸，腹腔内出血などを疑ってかかる．
　シートベルト着用の急減速では下行大動脈のボタロー管付近での断裂，腎茎部血管損傷，脾門部血管損傷，腸間膜損傷考慮．胸郭圧迫時，声門閉じると肺破裂→気胸．

　高エネルギー外傷（・同乗者死亡，・車から放り出された，・車に轢かれた，・車の高度損傷，・救出に20分以上かかった，・車横転，・バイクと運転手の距離大，・自動車と歩行者/自転車の衝突，機械に巻き込まれた，・高所墜落）ではトラウマバイパス（直接三次医療機関へ）も考える．ヘルメット，シートベルトの有無は？　成傷器はできるだけ傷病者と共に病院へ．現場のデジカメ写真は受傷機転がわかり便利．

Ⅱ．初期評価：15秒以内で行う．頸椎保護優先（ACBC）

　患者に近づくとき，横から声をかけてはいけない．患者に頸椎損傷があって横を向くと危険．極力頭の上または顔が向いているほうから近づく．横から近づき，こっちを向きそうだったら「頭を動かさないで！」と声をかける．頭の上または正面から近づき即座に患者の頭を両手で保持固定してから声かけをする．
　初期評価を中止してよいのは心停止と気道閉塞のときのみ．

1. **Airway, Cervical spine**：頭を両手で固定，かつ必要なら修正下顎挙上して声かけ．（**Intro 1**：脊椎と頭を一直線にする），下顎引き上げも可．吸引器持参．
「大丈夫ですか．救急隊の○○です」反応によりJCS（1桁，2桁，3桁）で評価．
「痛い，胸が痛い」：発語あり，気道開通している．JCSは1桁（覚醒）．
反応なし：頭部固定を二番員と交代し下顎挙上し気道確保．

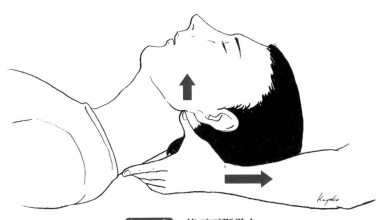

Intro 1　修正下顎挙上

頚椎保護のため頸部を後屈しないこと，脊椎と頭を一直線に．

痛み刺激→開眼：JCS 2桁（刺激で覚醒）
　　　　→開眼せず払いのける or 無反応：JCS 3桁（覚醒しない）⇒ロード＆ゴー
ロード＆ゴーとは即座に傷病者固定，収容，出発すること．

2.　**Breathing**：頭部固定を二番員と交代してから行う．（2番は2つのことを行う）
　①呼吸の確認（look, listen, feel　見て，聞いて，感じて）
　　胸郭の動きを見て，息の音を耳で聞き，頬で感じる．なければ補助呼吸/挿管開始．二番員が患者の頭を両膝ではさみ頭部固定してアンビュ使用する Intro 2．
　②酸素10 L リザーバー付きマスク（酸素100%近くなる）で開始．

3.　**Circulation**：（3番は3つの確認を行う）
　①橈骨動脈の触診，触れなければ頸動脈の触診，乳児は上腕動脈．橈骨動脈で触れる血圧＞80，大腿動脈で触れる＞70，頸動脈で触れる＞60，頻脈（100以上）は出血性ショックの早期サイン．

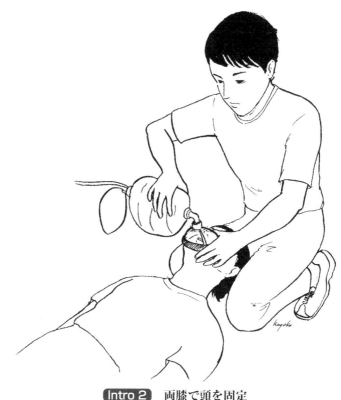

Intro 2 両膝で頭を固定

②皮膚の色, 状態, 温度：皮膚湿潤して冷たく蒼白→ショック状態.
爪色で CRT（capillary refilling time）＞2 秒はショック（あま
り当てにならぬ）

③活動性の出血はないか→止血！（ガーゼ, タオルで直接圧迫）
近年, 止血機能付きガーゼも市販されこれらの使用もよい.
ゼオライト（mineral zeolite）を含み血液から速やかに水分を
吸収し凝固因子濃度を高めて凝固させる. これを factor con-
centrator という. またキトサン（カニやエビ等の甲殻類から作
る）を含む粘膜付着性製剤の止血ガーゼもある.

　ここで緊急事態と判断すれば「ロードアンドゴー　load and go！」宣言して二，三番員に知らせる．局部に限られた外傷なら **Focused Exam**（**局部観察**）のみでよい．

Ⅲ．**全身観察（初期評価と併せ2分で行う．収容まで5分）：**<u>頭から爪先まで</u>

* 頭部顔面外傷・TIC（tenderness, instability, crepitus：圧痛，不安定性，骨折音）に注意，眼窩周囲皮下出血（raccoon sign：<u>パンダの目</u>）は前頭蓋底骨折，耳介後部出血（Battle's sign）は側頭骨骨折．髄液漏はガーゼに垂らすと二重環，中央に凝固血．
眼外傷は眼球を圧迫しないよう紙コップを当て両目を塞いで包帯（健眼が動くと患眼も動くから）．<u>脱臼歯牙は再接着できることがあり病院へ持参</u>．
* 頸部外傷・TIC（特に後頸部正中の圧痛に注意！）
* 気管変位の有無（緊張性気胸，大動脈断裂を疑う）必ず確認！
* 頸静脈怒張の有無（緊張性気胸，心タンポナーデを疑う）必ず確認！

　ここで「服を切らせてくださいね」ハサミでチョキチョキ．
　<u>頸椎カラー装着</u>（カラーの高さは僧帽筋上縁から下顎下縁），頭部固定はまだ継続．

* 胸郭の動き，外傷，TIC，皮下気腫の有無
* 左右の呼吸音（第4肋間中腋下線で），心音の聴取（後の変化に備えてベースラインの心音を聞いておく）

　<u>開放性気胸</u>の場合は<u>三辺テーピング</u>を行う．
　（サランラップやアルミホイルなどを四角に切って穴の上に置き，三辺をテープで塞ぐことにより一方弁とする．たいてい出血を伴うのでラップの中に血液が溜まらぬように出口は胸部外側とせよ．三

辺テーピングに代わり市販のバルブ付きチェストシールでも可)

緊張性気胸(気管の健側への変位, 頸静脈怒張, 患側呼吸音減弱, 患側鼓音)の場合は, 米国では鎖骨中線第2肋間で静脈留置針を刺して現場で脱気.

フレイルチェスト(2カ所の肋骨骨折で分節状になり吸気で陥没, 呼気で膨隆)は奇異性運動部分を用手的圧迫, あるいは厚いガーゼ, タオルをロール状に強く巻き, 局所に当てて幅広テープで胸壁を半周固定して奇異性運動を減らす.

- 腹部の損傷, 緊張, 膨隆, 圧痛の有無, シートベルト痕, ハンドル痕（十二指腸, 膵損傷）に注意. 脱出腸管は戻さず滅菌湿ガーゼで被覆, その上をラップやアルミホイルで覆い乾燥させない. 穿通性異物（ナイフなど）はそのままで厚いガーゼ, タオルで挟みテープで固定.
- 骨盤のTIC, 骨盤を両側から1回だけ押す（すでに形成されている血餅を破壊しない）, 恥骨TIC確認, 不安定なら以後のログロールは禁止. 出血性ショックは胸, 腹, 骨盤由来の3つを考える. 骨盤骨折ではシーツラッピングや骨盤固定具(ペルビッキー, サムスリング, T-POD等)で固定. これらはオープンブック型や垂直剪断型, 側方外力による不安定型でも骨折整復, 安定化, 骨盤腔容量減少が期待でき, 少なくとも有害ではない.
  ただし側方外力型や寛骨臼骨折の場合, 過整復により血管・神経損傷, 膀胱損傷を起こす可能性はある.
- 大腿, 下腿TIC（左右同時に確認）, 爪先を動かせるか, 足のPMS（脈, 動き, 知覚：pulse, motor, sensory）, 大腿骨骨折では下肢の外旋, 短縮がみられることが多い.
- 上肢のTIC, 指の動き. 上肢, 下肢観察は時間をかけず迅速に！二番員に頭の保持をさせたまま体を丸太のようにログロール(log

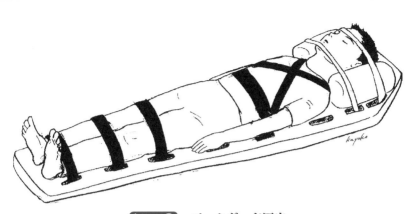

Intro 3　バックボード固定
腕はバックボードの外に出すことに注意

roll）させバックボードにうつす．横にするときも頭と脊椎を一直線にすること．ヘッドイモビライザー装着 Intro 3 ．
ボードの中心から体幹がはずれているときは，そのまま横にずらすと頸椎損傷を起こしかねない．頭を保持したまま「1, 2, 3」と掛け声をかけて他の隊員と力を合わせて尾方へ引っ張り，その後で頭側へ引っ張って Z 移動して体幹をボードの中心へ持ってくる．ボードが傾かぬよう足底でボード端を踏む．号令は頭を保持している者がかけること．
• 背部の確認
背部はログロール（90 度まで）するときに確認．不安定ならログリフト（そのまま持ち上げる）で．背面観察，後頭部から全脊柱の触診，背面全体の触診．
片手でバックボードを引き寄せて全身固定．腕はベルトの外に出す．
嘔吐するときはバックボードのまま横へ傾ける．したがって，ヘッドイモビライザーが砂嚢だとその重さのために頸椎が傾き危険である．軽い枕を使用する．

- SAMPLE（symptom, allergy, medication, past history, last meal, event：症状，アレルギー，薬歴，既往歴，最後の食事時間，現病歴）の聴取または GUMBA（原因，訴え，メシ，病歴，アレルギー）（ロード＆ゴーでは車内で）.
  ロード＆ゴー宣言し車内で酸素切り替え，モニターを付けバイタル測定.
  保温に努める（毛布，アルミシートなど）.

Ⅳ．病院へ第一報：年齢，性と MIST（Mechanism, Injury site, Sign, Treatment：受傷機転，部位，症状，処置）の伝達

Ⅴ．Detail Exam （詳細観察）
- SAMPLE または GUMBA の聴取.
- バイタル：低血圧なら静脈路確保を行うが現場でなく救急車内で行う.
  JPTEC ではまだはっきりした輸液量の指針はない．しかし現在，低血圧の容認（permissive hypotension）は戦場の標準治療である．収縮期血圧が 80〜90 mmHg ならよしとするのである．それ以下に低下，意識低下の場合，200〜300 mL の乳酸リンゲル輸液を行う．大量投与すべきでない（「実戦輸液」参照）.
- 頭から爪先まで丁寧に調べる．「あれ？」と思ったらもう一度 ABC に戻る.
- 妊婦（20 週以降）は左下半斜位として子宮による下大静脈への圧迫を避け心拍出量確保する.
- 保温にも気を配る．34 度以下の傷病者救命は困難．毛布，車内ヒーター全開．湿った着衣は脱衣.

Ⅵ．病院へ第 2 報：バイタル，MIST，行った処置，所要時間

Ⅶ. Ongoing Exam（継続観察）

- 「お変わりありませんか？」
- 詳細観察は終わっているので大事な頸部，胸部，腹部のみの観察
  を行う．

2021 JATEC 要点（外傷初期診療ガイドライン JATEC 改訂第 6 版準拠）

　今回変更された重要点は輸液制限（1 L 以内，小児 20 mL/kg 以内）と早期輸血，そして受傷後早期（1 時間以内，遅くとも 3 時間内）のトラネキサム酸（トランサミン）投与である．現在，「低血圧の容認は戦場の標準治療」である（「実戦輸液」参照）.

1. **救急隊から TEL**：必ず医師が直接対応
   MIST（Mechanism, Injury site, Sign, Treatment：受傷機転，部位，徴候，治療）の聴取
2. **スタッフ召集**
   「救急車が来ます」 スタッフに救急隊からの MIST を伝達
   「感染対策．キャップ，ゴーグル，マスク，手袋，ガウン装着してください」
   「ポータブル X 線，エコー（電源 ON），蘇生用具一式，39 度に加温した乳酸リンゲル用意してください」室温は 29 度
3. **救急車到着**：医師は必ず救急車まで出迎え
4. **「第一印象」**：15 秒で ABCDE のどこに異常があるか見つける
   Intro 4 .
   患者の脈（C）を取り，皮膚の冷汗（C），温度（E）を見ながら「お名前は（A，D）？」．
   前胸部を開き胸の動きを確認（B）．のどがゴロゴロしてないか（A）．
   「A，B，C に異常があります．」など，皆の共通認識とする．
   A：Airway， B：Breathing， C：Circulation， D：Dysfunction of CNS， E：Exposure and Environmental control
   ACLS のときと違い D は除細動や鑑別診断のことではないので注意．

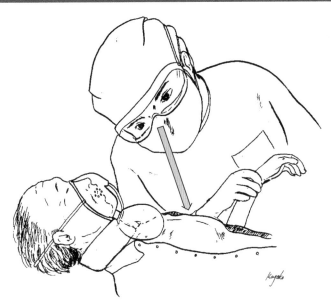

脈（C）を取り，皮膚の冷感（C），温度（E）を感じながら「お
名前は？（A，D）」．
胸の動き（B）を見ながら，のどがゴロゴロしていないか（A）
耳を澄ます．
とりあえずこの格好をすれば救急隊員に馬鹿にされない（何も
わかっていなくても）

Intro 4

> 橈骨動脈触れれば血圧≧80，
> 大腿動脈触れれば血圧≧70，
> 頸動脈触れれば血圧≧ 60

5. Primary Survey

サルも聴診がすき（酸素，ルート，モニター，超音波，心電図，
ガス，胸部 X 線）

「酸素 10 L リザーバー付きつけて．」（COPD であっても酸素 10 L！）

「モニター（血圧，ECG，飽和度，体温）つけて」体温は腋下温

より鼓膜温，膀胱温．

「IV ライン両肘から 2 本確保（14 G〜18 G）して．同時に採血してね」

「全脊柱固定を頭から unpackaging（はずす）します」（カラーははずさない）

- 体幹部からベルトをはずすと不穏時，体を動かすと頸椎に大きな力が働くので，unpackaging は必ず頭から行う．
- 以下，A，B，C で異常があれば各時点でその処置を行い先に進まない．

  ただし人手があれば同時進行．

  途中でバイタルに変化があったら必ず A に戻れ．

A）**Airway**：吸引，挿管，輪状甲状靱帯穿刺・切開

- 口の中がゴロゴロしてないか→吸引！
- 気道閉塞気味→気管挿管（男 8〜8.5，女 7〜7.5 mm）→だめなら 14 G で輪状甲状靱帯穿刺して酸素チューブを 10〜15 L/分で 1 秒接続，1 秒外す．またはジェット換気で酸素チューブ 1 秒接続，4 秒開放（14 G で 1：4！）

  ただしこの方法は CO_2 が貯まるので 45 分間くらいまで→飽和度改善なければ→輪状甲状靱帯切開して 6 mm 気管チューブ挿入（12 歳以下は禁，鼻鏡で切開部を広げてチューブを入れると便利）
- 気管挿管時，ナースに尾方から用手的に頸椎中間位固定させる．Sellick 法（輪状軟骨圧迫：食道からの逆流防ぐ）は推奨しない．可能なら Last meal（最後の食事時間）を聞く．

B）**Breathing**：頸部・胸部観察，第 2 肋間穿刺，chest tube

- ナースに頭側から用手的に頸椎中間位固定させ，カラー前面開いて頸部観察，同時に鎖骨も確認しておく（カラー付けると鎖骨が見えなくなる）．頸部観察は閉塞性ショック（心タンポナー

デ，緊張性気胸）を見つけるのに重要.

「頸静脈怒張なし，気管偏位なし，補助呼吸筋使用なし，皮下気腫なし」

- 頸静脈怒張は心タンポナーデ，緊張性気胸を疑う. 気管偏位は緊張性気胸，大動脈断裂を疑う.
- 頸部見終わったらカラー装着.

「見て（胸部外表異常なし，胸郭の動き左右差なし），聞いて（呼吸に耳澄ます），感じて（触診で胸壁に皮下気腫なし，肋骨骨折音なし）」

- SO_2と呼吸数（特に 30 以上）は重要，必ず確認.
- 緊張性気胸（気管健側偏位，頸静脈怒張，皮下気腫，患側胸郭挙上）の場合は，X 線を撮るより前に鎖骨中線（男は乳頭線上）第 2 肋間で静脈留置針で穿刺して緊急排気の後，第 4 または第 5 肋間，中腋下線前方から 28 Fr 以上の chest tube 挿入. トロカールで鋭的に勢いよく入れると心室，心房，大動脈を突いて致命的になることあり.

肋骨上縁を曲がりペアンで鈍的に剥離し，指で十分広げチューブを曲がりペアンで掴んで挿入. 肋骨前方では肋間動脈は肋骨の上下に 2 つに分かれるので，肋骨の上縁を狙っても出血することあり注意！

また後方から挿入する場合，脊柱から 10cm 以内（肋骨角より内側）で挿入すると，肋間動脈は肋骨下縁でなく肋間にあるので肋間動脈を損傷する！

胸部外傷の 85％は開胸不要.

- 動揺性胸郭（flail chest）の場合は，挿管の上，陽圧呼吸.
- 処置を行った場合は，その前後で必ずバイタルを確認.

C) **Circulation**：「3 つ（スキン，パルス，外出血）の確認，3 つ（針，ポータブル X 線，FAST）の行動：ハリーポッターは速い」または「SHOCK and FIX-C」と覚える.

SHOCK すなわち Skin, Heart rate, Outer bleeding, Capillary refilling time, Consciousness, Ketsuatsu からショックと判断したら FIX-C すなわち FAST, IV, X-p, Compression（圧迫止血）を行え.

- 3つの確認：「すき歯から血が出る：スキン, パルス, 外出血確認止血」
  外傷によるショックの9割は出血性ショックであり残りに閉塞性ショック（タンポナーデ, 緊張性気胸）がある. 血圧だけでなく皮膚, 脈, CRT（Capillary Refilling Time：2秒以上は循環不全）, 意識などから総合的に判断.
  脊髄損傷では神経原性ショックで低血圧に比して頻脈はないかむしろ徐脈で四肢麻痺あり.
  スキン（皮膚）の冷汗・湿潤, 脈の強弱・速さ, ズボンも脱がして外出血確認, 出血あれば圧迫止血. ショックは血圧低下より皮膚冷汗湿潤が先行するので血圧に頼るな. また β ブロッカー使用者や高齢者では頻脈にならぬことも.

- 3つの行動：「ハリーポッターは速い：針（輸液）, ポータブル X 線, FAST」
  IV ラインとってなければこの時点で両肘に太い針（14〜18 G）で2本確保. 小児でラインとれなければ下腿に骨髄輸液. プレホスピタルを含めて, 大人は39度の乳酸リンゲル1Lまで（小児は 20 mL/kg）を目安.
  現在, 戦場の標準治療は「低血圧の容認（permissive hypotension）」であり, 大量輸液（2 L 等）は禁忌！ 収縮期血圧は 80〜90 mmHg あればよしとする. 80 以下なら 200〜300 mL 輸液.
  乳酸リンゲルよりも早期の止血と血液製剤（輸血, FFP）が重要. カテコールアミンは使わない. 事故現場では止血ガーゼや駆血帯も使用されるようになった.

- 「ポータブル X 線で胸部と骨盤とってください. 現像できるまで EFAST 行います」

- EFAST（Extended Focused Assessment of Sonography for

Trauma）は従来の4カ所確認（上腹部で心嚢水，右側腹部で
モリソン窩と右胸水，左側腹部で脾周囲と左胸水，下腹部でダ
グラス窩）に加えてリニアプローブにより肋間からの肺観察を
行う．気胸があれば lung sliding（胸膜の呼吸による横の動き）
消失，sea shore sign 消失と barcode sign 出現，肺水腫なら B-
line（彗星様の comet sign）が1肋間で3本以上見られる．

- 異常所見（出血）見たらそのつどバイタルを確認すること．
体幹部の大出血は胸腔，腹腔，後腹膜の3カ所に焦点を当てる．
後腹膜出血はエコーでわからない．
なお気胸はエコーでわかる（lung sliding の消失，barcode sign
陽性）．

- 胸部X線で見るのは大量血胸と多発肋骨骨折のみ．骨盤X線で
見るのは明らかな骨盤骨折のみ．詳細に見ず一瞬で読影．詳細
読影は secondary survey で行う．

- 心タンポナーデは剣状突起左縁と左肋骨弓の交点（Larry's
point）から針を刺し左烏口突起に向け35度～40度下方に．で
きればエコー下に．ギャッジアップしてエコーを床に平行に当
てると3次元の穿刺が2次元になり楽．

- 最近 CT が容易に撮れるようになり，エコーの代わりに CT で
頭から腹部まで撮影することを FACT（Focused Assessment
with CT for Trauma）という．頸部から頭部を単純 CT で，頭
蓋底から骨盤までを動脈相で，最後に胸部から骨盤まで平衡相
で撮る．

- 骨盤骨折はシーツを骨盤周囲に回して左右から2名で締め上
げ，シーツをコッヘルで留めて骨盤容積を減らす．事故現場で
は簡易骨盤外固定具(サムスリング II，T-POD，ペルビッキー)
なども使用される．ただし側方圧迫型，寛骨臼骨折型では過整
復による神経，血管損傷，膀胱損傷を生じることがあり，X線，
CT でこれを確認したら無理に行わない．
両下肢を内旋して膝関節近位で緊縛しても一定の効果あり．

だめなら創外固定（骨盤上に鳥居のように立てて固定），経カテーテル動脈塞栓術（TAE：transarterial embolization）.
- 開胸適応は①chest tube 挿入時出血≧1 L，②1時間で 1.5 L 出血，③2〜4時間で 200 mL/h 出血，④輸血必要なとき

D）Dysfunction of CNS：GCS 評価，「切迫する D は 3 つの行動」
「GCS，E2V4M4，瞳孔 4 ミリ，4 ミリありありです．四肢運動 OK です」
- GCS，瞳孔径・対光反射，四肢運動のチェック．GCS は丸暗記のこと．

GCS の暗記

Eye　開眼「眼を開けてください」→「痛み刺激」
　E4：自発的に開眼
　E3：word（言葉）により開眼（3 と w と似てる）
　E2：痛みにより開眼（2＝痛）
　E1：開眼しない

Vocal　音声言語反応「わかりますか？」→「今日はいつ？　ここはどこ？　私は何？」
　V5：見当識あり（time, place, person）
　V4：混乱（time, place, person）
　V3：不適当な単語（word）のみ（ハイ，ハーイ）（3 と w と似てる）
　V2：無意味な声（うー，うーのような唸り声）
　V1：声なし

Motor　最良運動反応「手を握ってください」→痛み刺激
最良運動反応とは片麻痺がある場合，正常側で行うという意味．
　M6：指示に従う（OK と指で 6 を作る）

M5：痛み刺激部位に手を持ってくる（5本指を持ってくる）
M4：爪を押すと脇をあけて手を引っ込める（形が4に似ている）
M3：痛み刺激で除皮質肢位（両手背を胸の前で併せ3を作る）
　　除皮質肢位は脇は開かない．
M2：除脳硬直肢位（横からみると腕の形が2に似ている）
M1：全く動かない（全身の形が1である）

- 「切迫するD」とは3つの場合：①GCS≦8点，②急速に意識低下（GCS2点以上）③ヘルニア徴候（左右瞳孔差，片側麻痺，高血圧と徐脈）
- 「切迫するD」では3つの行動：①挿管，②脳外科コール，③CT
- 「切迫するD」があるときはSecondary surveyの最初に脳CTを撮る．Primary surveyの中で撮ってはならない．バイタルを安定させてから．CTは死の棺桶である
- ふつうEとVは近い点数になる．Vだけ異常に低いときは失語を考える

E) Exposure and Environmental Control（脱衣と体温管理）
完全脱衣し体温測定．体温確認したら毛布で覆い保温に努める．

6. Primary survey（PS）の総括
「Aに異常があり挿管を行い，緊張性気胸に対しchest tube挿入しました．エコーで腹腔内出血を確認し輸液0.5Lで反応しましたなど」
- PSで確認すべき疾患はTAF3XMAPDでほとんどX線とエコーで発見できる．TAF3XMAPDとはTamponade, Airway obstruction, Flail chest, open pneumothoraX, tension pneumo-

thoraX, massive hemothoraX, Massive hemothorax（重複），
Abdominal hemorrhage, Pelvic fracture，切迫する D の 9 損傷
である．
このうち出血性ショックは MAP の 3 つ．
- 重要なのは頭部 CT は PS では行わず安定してから Secondary
survey の最初に行うことである（CT は死の棺桶である）．ま
たバイタルが変化したら必ず A に戻ること．また処置を行う前
後に必ずバイタルを確認すること．

7. Secondary survey（SS）

- 「切迫する D（①GCS≦8 点，②GCS2 点以上の低下，③ヘルニ
ア徴候)」があるときは SS の最初に CT を行う．バイタルが安
定していること．全身 CT（trauma pan-scan）撮っても可．頸
部から頭部を単純 CT で，頭蓋底から骨盤までを動脈相で，最
後に胸部から骨盤まで平衡相で撮る．
- SS の最初に AMPLE を聴取する（Allergy, Medication, Past
history/Pregnancy, Last meal, Event)．
- 全身観察（head to toe, front to back）の開始．
①頭部，顔面，髄液漏は濾紙かガーゼで double ring sign.
②頸部：再度カラー前面をはずして観察．介助者は頭部を正中中
間位保持．
「頸静脈怒張なし，呼吸補助筋使用なし，皮下気腫なし，気管偏
位なし，頸椎後部正中に圧痛なし，鎖骨異常なし」SS の後で頸
椎 3R か頸椎 CT 撮影．
SS 終了後，X 線で異常がないか重篤な受傷機転がなければカ
ラーを除去するが，まず能動的に左右に 45 度動かしてもらい，
次に座位で前後屈し痛みがなければ外す．痛みを伴うようなら
カラーを継続し，後で CT，MRI などを撮る．
脊髄損傷直後は脊髄ショックといい，損傷部位以下は弛緩性麻
痺となり腱反射は消失する．

この時点で麻痺が永続的になるか否かはわからない．受傷後数時間から48時間程度で脊髄ショックから回復すると球海綿体反射（亀頭，陰核を圧迫すると肛門括約筋が締まる）が陽性となる．脊髄ショックから離脱してなお四肢麻痺があれば永続的となる．

③胸部：「見て，聞いて，触って」ここでECG12誘導を忘れない（心筋挫傷を見つける）．胸部X線を詳細観察（「気胸縦横骨軟チュウ」の順（気管，胸部，縦郭，横隔膜，骨，軟部，チューブ）．圧痛は胸骨中央→両胸郭圧迫，痛みあれば肋骨1本ずつ確認．

ここで見つけるべきはPATBED2Xの8外傷．すなわち，Pulmonary contusion, Aortic rupture, Tracheobronchial rupture, Blunt cardiac contusion, Esophageal rupture, Diaphragmatic rupture, Pneumothorax, Hemothoraxである．

④腹部：「見て，聞いて，触って」FAST（出血の感度高い）を再度繰り返す．FASTは繰り返し行うこと．ここでNGtube挿入．必要なら造影CT．

⑤骨盤：骨折の確認は触診でなくX線で行うこと．骨盤X線を詳細観察．X線で骨折なければ恥骨，腸骨，仙腸関節の圧痛確認．股関節内外旋．

⑥会陰部：「外尿道口からの出血なし，会陰皮下出血なし」ここでFoleyカテ挿入．直腸指診を行い「肛門括約筋緊張よし，粘膜断裂なし，骨片触知なし，前立腺高位浮動（尿道損傷）なし，出血なし」

⑦下肢，上肢

⑧背部：ログロールで行い背面観察．損傷側を上にすること．頭部保持者の号令で「1，2，3」．このときリーダーの腕が隣の者の腕の下にならないように注意．片腕をフリーにして背部が触診できるように．

不安定型骨盤骨折がある場合は，flat liftでそのまま上へ持ち上

げて.

⑨神経：「GCS8 点，瞳孔 4 ミリ 4 ミリありあり，四肢の動きよし」

8. 最後に「FIXES」で処置に見落としがなかったか見直し

Finger and tubes into every orifice（すべての穴に指，チューブを入れる．耳鏡，胃管，尿道カテ，直腸診），IV/IM（抗生物質，破トキ），X 線・エコー，ECG，Splint（副子）.

破傷風トキソイドは 1967 年以前誕生の場合接種していないので 3 回行う（受傷時，1 カ月後，半年後）．67 年：トキソイドが「6，7，無，無し」と覚える．68 年生まれ以降は，10 年接種してなければ 1 回追加免疫（ブースター）を行う.

9. Secondary survey の総括を述べる

JATEC 最重要点

1. 患者接触，最初の 15 秒で第一印象．Primary survey（PS）で ABCDE の観察と処置を行いバイタル安定化を図る．Secondary survey（SS）で全身観察と処置を行う．1 カ所の外傷に気をとられず常に全身に気を配る．

2. 全脊柱固定の unpackaging（はずすこと）は頭から．

3. カラーをはずすときは必ず用手的に頸椎正中位固定．

4. C は 3 つの確認（すき歯から血が出る：Skin，Pulse，外出血），3 つの行動（ハリーポッターは速い：IV，ポータブル X 線，FAST）．

5. または SHOCK and FIX-C（Skin, Heart rate, Outer bleeding, Capillary refilling time, Consciousness, Ketsuatsu⇒FAST, IV, Compression（圧迫止血））．

6. Primary survey で TAF3XMAPD の 9 外傷をルールアウト．（Tamponade, Airway obstruction, Flail chest, open pneumothoraX, tension pneumothoraX, massive hemothoraX, Massive hemothrox（重複），Abdominal hemorrhoage, Pelvic fracture, 切迫する D）

7. 「切迫する D」は 3 つの行動（①挿管，②脳外科コール，③CT）．

8. 「切迫する D」（GCS≦8 点，GCS2 点以上低下，脳ヘルニア徴候）では Secondary survey の最初に頭部 CT．PS の最中に撮ってはならない．

9. Secondary survey の最初に AMPLE 聴取したあと全身観察（head to toe, front to back）．

10. 処置（chest tube 挿入，背面観察，CT など）の前後には必ずバイタル確認．

11. 異常見つけたら必ずそのつどバイタル確認．

12. GCS は丸暗記．

13. Secondary survey では PATBED2X の 8 外傷をルールアウト．

(Pulmonray contusion, Aortic rupture, Tracheobronchial rupture, Blunt cardiac contusion, Esophageal rupture, Diaphragmatic rupture, pneumothora X, hemothora X)

14. 最後に FIXES で見落としがなかったか想起.

＊**外傷時の輸液，最近の傾向（「実戦輸液」参照）**

　ベトナム戦争から 1990 年代まで出血性ショック患者はリンゲル液や生理食塩水の大量投与が行われてきた．最近，イラク紛争，アフガニスタン紛争で経験が積まれ，何と現在の出血治療の要諦は「早期止血，血液製剤の早期投与，低血圧の容認」であって「大量輸液はやるな！」ということになり，大きく変化しつつある．

　大量輸液により凝固因子が希釈され間質浮腫が増加，再灌流により炎症が悪化し活性化酸素により組織障害を起こすというのである．

　輸液を行うのは意識障害があるか橈骨動脈を触れないときのみであり，輸液するにしても脈が戻る最小限の量を bolus で入れるだけでよいとのことである．

　血圧が 80 から 90 mmHg あればよしとするのである．

2020 成人 BLS/ACLS 要点

　Circulation, Oct, 20, 2020についに2020BLS/ACLSが掲載された.
　今回怪訝に思ったのは2015年とほとんど変わっていないことである.
　ただBLSで救助者 (rescuer) が1人しかいなかった場合, スマホで消防署に連絡し, スマホはスピーカーモードで横に置きハンズフリーとして即座にCPRを開始することになり, なるほどなあと感心した. また心停止でなく失神の患者にCPRを行っても大した害はなく利益が上回る. 素人は脈を探すのが難しいので, 「患者の意識がなく, 無呼吸かあえぎ呼吸ならとっとと, 心マッサージを開始せよ!」というのである. またBLS/ACLSのCPR中止基準3つが明文化された. 2015年時点ではCPRをいつ中止したらよいのか, 曖昧で毎回困っていた.

◆成人 BLS 手順, 現場での対応
1) 周囲の安全確認.
2) 反応確認, 大声で助けを呼び, スマホで消防署連絡, スマホはスピーカーモードで横に置きハンズフリーとしCPR開始 (1人ならCPRより消防署連絡優先). もう1人いれば消防署連絡, AEDを取りに行かせる.
3) 無呼吸かあえぎ呼吸 (死戦期呼吸) で脈 (10秒内確認, 素人は脈チェック不要) なければCPR開始. 心臓が動いていて心マしても大した害はない. はっきりしなければ心マ開始!
4) 心マ対呼吸を医療者 (healthcare providers) は30対2で開始. 素人 (lay rescuers) は呼吸なしで心マだけ (chest compression-only CPR) で可. ただし小児の心停止は窒息が原因のことが多く, 極力呼吸を30対2か15対2で組み合わせよ (生存率はどちらでも変わらない).

Vf, VTの心電図

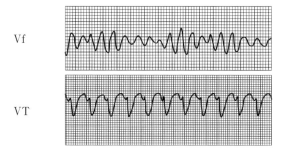

Vf

VT

Asystole, PEA の心電図

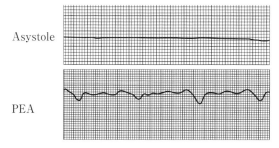

Asystole

PEA

Intro 5 CPA の心電図

質の高い心マとは次の5つを満たすこと.

①心拍 100〜120/分（小児も同じ）.

②胸部圧迫 5 cm 以上 6 cm 以下，6 cm 以上で臓器損傷．小児は胸部前後径の最低 1/3.

③胸壁完全に戻し (complete recoil)，手を離し胸によりかかるな.

④中断を最小限に.

⑤過剰換気を厳に避けよ（6〜7 mL/kg），過剰にすると静脈還流不良.

5）AED 装着.

6) AED でリズムチェック，ショック適応なら打て！

7) 1 ショック後，即 CPR 2 分再開（AED がリズムチェック告げるまで）．

8) リズムチェック，AED でショック適応なしなら CPR 2 分後 AED 指示に従う．

9) 消防隊到着まで繰り返す．

◆成人 ACLS 手順，病院での対応

1) CPR 開始，酸素，モニター，DC 装着．背板は置くな！　一刻も早く CPR を．

2) Vf または VT なら DC 打て．二相性 DC は 120～200 J，単相 DC 360 J．

3) Asystole または PEA ならエピネフリンのみ 1 mg，3～5 分毎，骨髄内よりも静注で．Vf または VT ならエピネフリン，だめならアンカロン，キシロカイン．
amiodarone（アンカロン 150 mg/3 mL）初回 300 mg，2 回目半量 150 mg
lidocaine（キシロカイン 100 mg/5 mL）初回 1～1.5 mg/kg，2 回目半量 0.5～0.75 mg/kg

4) CPR 2 分．挿管か advanced airway（LM かコンビチューブ），挿管したら capnography 装着．気道確保したら心マ休まず持続，呼吸は 6 秒に 1 回 bag valve mask で吹き込み．1 回換気量 6～7 mL/kg．

5) リズムチェック，Vf/VT なら DC，Asys/PEA はエピネフリン 1 mg，3～5 分毎．

6) Capnography は正常≧40 mmHg，10 mmHg 以下は ROSC 可能性低い．

7) ROSC（自発循環再開）得られれば心停止後ケア（後述）へ．

8) 心停止原因 5H5T の治療．
Hypovolemia, Hypoxia, Hydrogen（acidosis），Hypo/hyperkale-

mia, Hypothermia Tension pneumothorax, Tamponade（心），
Toxins, Thrombosis（肺），Thrombosis（心）．

または「あした血ガス心配で，今日薬借りていたい」すなわち，
「アシドーシス，タンポナーデ，出血，低酸素血症，心筋梗塞，
肺塞栓，気胸，薬物中毒，低K/高K，低体温」（藤枝市菅ヶ谷医
院　菅ヶ谷純一先生による）

◆ CPR 中止基準

　下記3つを満たすと生存チャンスは1%未満でありCPR中止を考
える．33,795人で下記3つを満たした患者で生存率は0.13%（95%
CI 0.03〜0.58%）.

ⅰ）BLS：医療者目撃なしの心停止．ACLS：目撃なしの心停止で
　　bystander CPR なし

ⅱ）搬送前 ROSC なし

ⅲ）AED ショックなし

　以上「なし」3つ満たすなら CPR 中止考慮．どれか1つでも満た
さないなら CPR 継続，搬送．

◆ ROSC（自発循環再開）後ケア

1）ROSC

2）気管挿管し人工呼吸器は呼吸回数10/分，SpO_2 92〜98%, $PaCO_2$
　　35〜45 mmHg.
　　sBP>90 mmHg, mBP（dBP+[sBP-dBP]/3）>65 mmHg で.
　　肺保護換気考慮：一回換気量 TV4〜8 mL/kg（予測体重），プラ
　　トー圧<30 cm 水柱，予測体重 kg 男：50.0＋0.91×（身長−152.4
　　cm），女：45.5＋0.91×（身長−152.4 cm）

3）12誘導心電図でSTEMI，不安定な心原性ショック，補助循環必
　　要なら PCI 考慮.

4）昏睡継続なら TTM（targeted temperature management）32〜
　　36度で最低24時間.

頭部 CT 確認，脳波・深部体温モニター，酸素飽和度，呼気 CO_2
モニター．

5）神経学的予後予測は以下を組み合わせること．単独指標で予測す
るな．

- ROSC 24 時間以内頭部 CT，24 時間以後頭部 MRI 撮影．灰白
質対白質比率≦1.23 は不良．
- 24 時間以後脳 N20 SSEP 欠損は予後不良．
- 24 時間以後ミオクローヌスは予後不良．
- 24 時間以後血性 NSE 高値（閾値不明）は予後不良．
- 72 時間以後脳波 burst-suppression（波と抑制が交互に出る）は
予後不良．
- 72 時間以後てんかん重積は予後不良．
- 72 時間以後瞳孔光反射欠如は予後不良．
- 72 時間以後定量的瞳孔測定で収縮低下は予後不良．
- 72 時間以後角膜反射欠如は予後不良．

6）神経学的回復不良なら臓器移植も考慮．

◆ **2020 成人 BLS/ACLS の重要点**

　なぜ今回のガイドラインは 2015 と比べて変更点が少ないのか不
思議に思いガイドライン全文を読んでみた．最大の理由は「ガイド
ライン変更は CPR インストラクターに重大なリスクとコストを生
じ，現在の流儀を安易に変更することは，複雑かつストレスの多い
救急現場では危険」と言うのである．なるほどなあと思った．

・**失神の患者に CPR 行っても害は少なく利益が上回る．**

　心停止でない患者に CPR を行った場合，345 人で横紋筋融解 0.3%
（1 人），肋骨・鎖骨骨折 1.7%，胸痛 8.7%，内臓損傷はなかった．
心停止患者に CPR を行うときよりも骨折は少なかったのである．こ
れは救急隊到着により 6 分程度で中断されること，また対象が若人
であることなどによると思われる．CPA と思ったら四の五の言わ

ず，とっととCPRを開始せよというのである．

・全身痙攣→あえぎ呼吸を見たら心停止と考え即座のCPRを！

全身痙攣を見るとてんかん発作と考えがちであるが，脳虚血でも全身痙攣は起こる．

全身痙攣→あえぎ呼吸をみたら心停止と考え，即座にCPRを開始する．

是非下記の動画を見ていただきたい．演技であるが倒れて全身痙攣の後，あえぎ呼吸を起こす．

<u>Agonal Breathing 360p-YouTube</u>（agonal breathing, YouTube, 55秒）

・救助者1人のとき，スマホで119番，スピーカーモードで横に置きCPR（呼吸不要）を！

今回のBLSで追加された重要点は救助者が1人のとき，スマホで119番したらそのままスピーカーモードとして横に置きCPRを継続することである．1人の場合呼吸は不要である．

以前，夏に家内と美しい川沿いをウォーキング中，おばあさんが息せき切って土手を上がってきた．散歩中のラブラドール・レトリバーが川を泳いで川原に上がった後，突然倒れたというのである．家内と川原へ降りてみると犬がCPAで瞳孔も散大している．家内と2人でCPRを開始したが，2010 BLSから「息吹き込みなしの<u>Chest compression-only CPR</u>」になって本当によかったと思った．

しかし犬は仰向けにできないし横向きのまま心臓あたりらしいところを心マした．「こんなに毛むくじゃらだとAED着けるのも大変だよなあ」と取り留めのないことを考えながら10分ほどCPRしたが反応がなく「残念ながら御臨終です」と死亡宣告した．おばあさんは「院長先生に看取っていただいて悔いはありません．だけど主人が亡くなったときもこんなには泣かなかったのに」とさめざめ泣き崩れていて，筆者としては複雑であった．

その後，ネットで動物の CPR があるのか調べたら，なんと獣医の
キチッとした CPR のアルゴリスムが存在するのに気づいて仰天し
た．

以前，犬好きの患者さんに聞いたところ，死んだ犬にも漢字の戒
名をつけるのだそうで戒名代がなんと 3,000 円というのである．価
格設定が絶妙だよなと思った．1万円請求されたら怒りたくなる．
お経もお坊さんが普通に般若心経を「観自在菩薩　行深般若波羅蜜
時…」とあげるそうだ．ネットで調べたら犬の戒名に「愛犬息俊星
黒雄居士（俗名くろ）」なんてのが出てきた．子息はわかるけど犬は
犬息っていうんだあと驚いた．
　外来でおばあさんに「かんちゃんは元気？」と聞いたところ，「う
ん，元気．先週狂犬病の予防注射に行ってきた．」との答えである．
ナースが怪訝な顔をして「あのー，かんちゃんって犬ですか？」と
聞くので「うん，そう．」と答えた．

- **質の高い CPR：100〜120/分，圧迫 5〜6 cm，胸壁完全に戻し，中断最小限，過剰換気避ける**
　蘇生できるかどうかは質の高い CPR でほぼ決まる．薬剤投与など
は関係がない．質の高い CPR とは次の 5 つを満たすことである．ガ
イドラインでは繰り返し強調されている．
　【質の高い CPR】
1）心拍 100〜120/分（小児も同じ）．
2）胸部圧迫 5 cm 以上 6 cm 以下，6 cm 以上で臓器損傷．小児は胸
　　部前後径の最低 1/3．
3）胸壁完全に戻し（complete recoil），手を離し胸によりかかるな．
4）中断を最小限に．
5）過剰換気を厳に避けよ（6〜7 mL/kg），過剰にすると静脈還流不
　　良．
　リーダーがボートのコックスのように，メトロノーム（100〜120/

分）を鳴らしつつ「もっと押して！　ちゃんと離して！　バッグそんなに押さないで！」とうるさく叱咤激励するとよさそうである．そういえば次男は小さい頃，映画「ベン・ハー」を見てから，悪いことをすると一生船を漕がされると思っていた．

- **心マは深さ5 cm，小児胸部前後径の1/3，6 cm以上で臓器損傷．手の位置は胸骨下方1/2**

　心マは深さ5 cmから6 cmが推奨である．小児は胸郭前後径の1/3である．6 cmを越えると臓器損傷を起こす．しかし6 cmを越えたかどうかなんて誰にもわからない．

　なおドイツ製のCardio First Angelという130 gほどの製品があり，胸骨にこれを置いて41 kgで押すとカチッと音がし，離すとまたカチッと音がする．イランのRCTでこの器械の使用により生存率がなんと25.6％増加したという．

　なお手の位置は胸骨下方1/2である．なお心マで手を緩めるとき，患者に寄りかかってはならない（full chest wall recoil!）．

- **背板を置くな！**

　CPR時，患者さんの背中に板を置く病院もあると思う．板挿入により心マ開始が遅れるので推奨しない．マットレスが沈み込むなら圧迫力を強めればよい．

- **肺過膨張不可！TV 6〜7 mL/kgで．呼気CO_2＜10 mmHg予後不良．＞20 mmHgでROSC**

　口対口呼吸の場合，深呼吸でなく通常呼吸（肺保護的換気）で行う．これにより術者のめまいも減る．深呼吸すると患者の胃拡張，食道逆流，誤嚥，胸腔圧上昇，心臓への静脈還流が減る．一回換気量は6〜7 mL/kgとし，深呼吸は厳に戒めている．

　また気管挿管したうえでの呼気CO_2（$ETCO_2$）＜10 mmHgはアウトカム不良である．Laryngeal maskやコンビチューブでの呼気

CO_2 は当てにならない. あくまでも気管挿管での呼気 CO_2 であることに注意. 正常の呼気 CO_2 は 40 mmHg 以上である.

$ETCO_2 <$ 10 mmHg はアウトカム不良であるが, 20 mmHg 以上は自発循環再開（ROSC：return of spontaneous circulation）と強い相関がある. ただし, はっきりしたカットオフ値はないし, CPR 中止の基準にも入っていない.

しかし「呼気 $CO_2 <$ 10 mmHg 予後不良. 呼気 $CO_2 >$ 20 mmHg で ROSC」は憶えていたほうがよい.

口に外傷があるときは口鼻呼吸でよい. また気管切開しているときは BVM（bag valve mask）に小児用 face mask を使用する.

- **エアウェイは経口を推奨. 頭蓋底骨折に経鼻で脳内に. 頸損疑い時は用手的頸椎保護を.**

経鼻エアウェイは頭蓋底骨折に使用すると脳内に入ることがあるので経口エアウェイを推奨する. 頭部後屈顎先挙上 (head tilt-chin lift) は気道確保に有効である. 頸椎損傷を疑うときは jaw thrust（下顎を前へ出す）で気道確保する. 無理なら頸椎損傷リスクがあってもやむなく head tilt-chin lift を行う. CPA で頸椎損傷を疑う場合, 固定器具使用よりも用手的に頸椎保護したほうが安全である. 頸椎固定器具を使うと気道確保が困難になるからだ.

- **Asys/PEA はエピネフリンのみ. Vf/VT にエピネフリン, アンカロン, キシロカイン. Torsades に除細動と Mg.**

エピネフリンは Asys（無収縮）/PEA（無脈性電気活動）と, Vf（心室細動）/VT（心室頻拍）の両者に使用する. しかしアンカロン, キシロカインは Vf/VT のみの使用であることに注意！ Asys/PEA には使用しない.

硫酸マグネシウムは単形性心室頻拍（monomorphic VT）には効かず, 多形性心室頻拍（polymorphic VT）つまり Torsades de pointes で有効である．QRS の形が脈ごとに異なる．心拍が徐脈で corrected QT 間隔が 500 ms を越えると Torsades de pointes を起こしやすくなる．遺伝性，薬剤，電解質異常で誘発される．多型性心室頻拍で QT が延長しないのは急性心筋虚血で見られる．

　Torsades de pointes は一般の抗不整脈薬で治療できない．抗不整脈薬自体が QT を延長させ不整脈を誘発しやすくするからである．Torsades de pointes では除細動と Mg が有効である．

2020 小児 BLS/ACLS 要点

　言葉の定義は新生児（neonate）は出産〜退院まで，幼児（infant）は1歳以下，小児は（child）1歳〜思春期（女性は乳房発達，男性は腋毛が出たとき）まで，思春期以後は成人として扱う．

　小児CPRで重要なポイントは脈なしか，脈が60未満なら即座にCPRを開始することである．小児の心停止は呼吸が原因のことが多いので極力心マ：呼吸を30：2か15：2であるが，どうしてもいやなら心マのみでもよい．

◆小児 BLS 手順，素人用（lay rescuers）

Step 1

- 場の安全確認
- 児の意識と呼吸が正常か確認

Step 2

- 助けを呼ぶ
- 救助者1人の場合，スマホで119番しCPR（心マ：呼吸を30：2）5サイクル後AEDをゲット
- 救助者2人の場合，スマホで119番しCPR開始，もう1人はAEDをゲット

Step 3

- 心マ：呼吸を30：2で繰り返す．どうしても呼吸がいやなら心マだけで可
- 小児CPRは胸の中央を胸部前後径の1/3圧迫（2インチ，約5cm），片手か両手で
- 幼児CPRは胸の中央で胸部前後径の1/3圧迫（1.5インチ，約4cm），示中指の2指で
- AED到着次第使用
- 救急隊到着までCPR継続

◆小児 BLS, 医療者用手順

1) 場の安全確認

2) 児の反応確認, 大声で周囲の助けを呼び, スマホで 119 番か救急チーム召集

   2 人いれば 1 人はその場に残り, もう 1 人が消防署連絡, AED ゲット

3) 無呼吸かあえぎ呼吸（gasping）の確認, 同時に脈触知, 10 秒内に触知できるか？

   ・呼吸正常で脈を触れるなら救急隊到着まで観察

   ・呼吸異常で脈を触れるなら, 補助呼吸（2〜3 秒ごと 1 回か, 20〜30 回/分）

   脈なしか脈＜60/分で循環不良なら CPR 開始. 脈≧60 なら補助呼吸, 2 分ごと脈確認

4) 無呼吸かあえぎ呼吸で脈が触れない

   ・倒れる目撃ありなら 119 番（まだ連絡してなければ）し, AED 確保して CPR 開始

   ・倒れる目撃なしで, 救助者 1 人なら CPR, 心マ：呼吸を 30：2

   ・救助者 2 人になれば心マ：呼吸を 15：2 で. AED できるだけ早くオン

   ・5 サイクル 2 分後, 救助者 1 人なら 119 番, AED 確保（まだ確保してなければ）

5) リズムチェック 10 秒内. ショック可能（Vf/VT）か, ショック不能（PEA/Asys）か？

   ・ショック可能（Vf/VT）なら打て. 即 CPR 2 分再開. AED が再度促すまで

   ・ACLS チーム到着まで繰り返す

   ・ショック不能（PEA/Asys）なら, 即 CPR 2 分再開

   ・ACLS チーム到着か, 小児が動き出すまで継続

◆小児 ACLS 手順（院内）

1）CPR 開始，BVM（bag valve mask）使用，酸素投与，モニター，除細動器装着

2）リズムがショック可能（Vf/VT）なら打て．即 CPR 2 分，静脈路か骨髄路確保.
   - 2 分後 Vf/VT なら打て．即 CPR 2 分，エピネフリン（0.01 mg/kg，最大 1 mg）3〜5 分毎
   - 以下繰り返し．エピネフリンに反応なければアンカロン（amiodarone）かキシロカイン（lidocaine）
     アンカロン（amiodarone）5 mg/kg bolus で．反応悪ければ 3 回まで繰り返し可
     キシロカイン（lidocaine）初回 1 mg/kg

3）リズムがショック不能（PEA/Asys）ならエピネフリン（0.01 mg/kg，最大 1 mg）極力早く
   - CPR 2 分繰り返し．静脈路か骨髄路確保．エピネフリン極力早く，以後 3〜5 分毎
   - 挿管して Capnography 考慮．または LM（larygeal mask），コンビなど
   - 挿管したら呼吸は 2，3 秒に 1 回，20〜30 回/分
   - CPR 2 分繰り返し Vf/VT なら 2）へ戻る．PEA/Asys なら 3）の繰り返し

4）ROSC すれば心停止後ケアへ

◆小児心停止後ケア

1）ROSC 後酸素飽和度 94〜99%，呼気 CO_2 は正常値に

2）心モニター，動脈圧，尿量，中心静脈酸素飽和度モニター

3）sBP を年齢平均値の 5% 内に．輸液か inotrope，昇圧剤使用

4）コア体温測定し発熱避けよ

5）昏睡なら TTM（targeted temperature management）．Shivering（震え）防げ

- 最初 32〜34 度の後 36〜37.5 度でコントロール
- または最初から 36〜37.5 度でコントロール
- 37.5 度以上にしないこと

6) 脳波持続モニターせよ．痙攣は治療せよ．早めに脳画像撮影
7) 血糖モニターし低血糖防げ．電解質モニターし不整脈予防を
8) 鎮静剤使用を
9) 予後判定は単一でなく複数組み合わせよ．評価は低体温で変化し得る．7 日以内に脳波，MRI とれ

◆小児 BLS/ACLS 重要点
- **児の CPA 原因は窒息多く，呼吸重要だが CPR 順序は ABC でなく CAB で**

今回繰り返し強調されているのは幼児，子どもの CPA の原因は窒息が多いという点である．だから医療者が行う場合，CPR は心マ：呼吸を 30：2 か 15：1 である．

しかしそれでも CPR の順序は ABC でなく CAB を推奨である．CAB は ABC に比べ呼吸開始が 5.74 秒遅れるだけである．

- **素人に脈触知は難しい．反応なく異常呼吸（無呼吸，あえぎ呼吸）なら CPR 開始**

素人にとって脈触知は難しく，5 秒で 47%，10 秒で 73% であった．一方，医療者は 78% で触知できる．だから素人は児の脈チェックは不要で，反応がなく呼吸が異常（無呼吸，あえぎ呼吸）なら即座に CPR 開始する．

一方，医療者（HCP：health care provider）は脈を 10 秒以内チェックし，はっきりせねば CPR を開始する．失神で CPR しても害は少ない．

幼児，小児は可能なら，心マ＋呼吸が望ましいが，いやなら心マだけでもよい．

- **心マの指は乳頭間線直下，1人なら2 fingers 法，2人なら2 thumbs 法，背板不要**

指の位置は乳頭間線のすぐ下方を推奨．胸骨中央より胸骨下半分のほうが血圧が高い．救助者が1人のときは示指と中指の2 fingers で胸骨を押す．これで深さが不十分なら手掌（heel pad，母指球）を使う．

2人いれば2 thumbs 法使用．2 thumbs encircling technique は両手の親指で胸骨を押し，示指から小指は児の背中に回す方法で，このほうが深く力強く，疲労が少ない．

- **高品質 CPR：深さ前後径の 1/3，100〜120 回/分，中断最小限，完全に手戻す，過剰換気不可**

ROSC（自発循環再開）に最も重要なのは質の高い CPR であり薬剤投与は関係ない．成人 BLS/ACLS と同様，質の高い CPR とは次の5つを満たすことである．

【質の高い CPR 5点】

1）適切な心マの深さ（前後径の 1/3，1/3 までは臓器損傷無），思春期以後は5〜6 cm.

2）適切なリズム（100〜120 回/分，成人と同じ）

3）中断最小限に

4）手は完全に戻す（full chest recoil）

5）過剰換気避けよ

　救助者が1人なら心マ対呼吸は30：2，2人なら15：2で行う．酸素は 100％．

　心拍数 100〜120（成人と同じ）は 120 以上より収縮期血圧が増える．

　advanced airway（挿管，LM，コンビ）が一度入ったら呼吸は2，3秒に1回，すなわち1分に 20〜30 回．

　1歳未満では呼吸最低 30 回/分，1歳以上で最低 25 回/分がよい．

- **挿管と BVM で生存率差なし．挿管はカフ付き（圧 20〜25 cm 水柱）を．輪状軟骨圧迫不可**

院外心停止（OHCA）で挿管と BVM（bag valve mask）で生存率，神経回復に差はない．

BVM で換気良好なら慌てて挿管する必要もない．

従来小児でカフなしの気管チューブが使用されてきたがカフ付きのほうがよい．カフ付きのほうが呼気 CO_2 が正確であり，リスクの高い再挿管をしなくてすむ．また一回換気量を確実に送気できる．ただしカフ付きではサイズ，位置，カフ圧（$<20〜25\ cmH_2O$）に注意する．

ルチンの輪状軟骨圧迫は勧めない．もし換気に干渉，挿管の邪魔ならやめよ．挿管時，徐脈の危険があるときはアトロピン 0.02 mg/kg を前投薬しても可．

- **Asys/PEA にエピネフリンは ASAP（as soon as possible）！アミオダロン，リドカインは使用しない**

リズムがショック不能（nonshockable），すなわち Asys か PEA ではエピネフリンはできるだけ早く投与する．それにより ROSC（自発循環再開）の可能性が高まる．

2020 小児 ACLS のアルゴリズムでは Asystole/PEA に対し，エピネフリンを「ASAP（as soon as possible）」とわざわざ赤字で書いている．

なお，注意すべきは Asys と PEA で使う薬剤はエピネフリンのみでありアミオダロン，リドカインは使用しない．アミオダロンとリドカインは Vf と VT のみの使用である．

- **Vf，VT は即座にショック，5 分以内エピネフリン，3〜5 分毎，だめならアミオダロン，リドカイン**

リズムがショック可能（Vf，VT）のときのエピネフリン投与のタイミングはなんと不明である．Vf，VT なら四の五のいわず除細

動優先だからである.

　Vf, VT は除細動が決定的（definitive）治療である. Vf, VT は短いほど正常に戻りやすい. 2〜4 J/kg であるが教育を簡単にするため初回 2 J/kg, 反応なければ 4 J/kg, 以後 4〜10 J/kg を越えないか成人量までとする.

　8 歳以下では普通 attenuator（減衰器）を使用するが, 小児用がなければ成人用で可.

　25 kg 以下の児でなんと AED 120〜360 J でも有効であった. 減衰器がなければそのまま成人量を打てばよい.

　DC 後 5 分以内にはエピネフリンを投与し, 以後 3〜5 分毎繰り返す. エピネフリン早期投与は ROSC を増やす. なお, エピネフリン投与は静注＞骨髄内＞経気管を推奨.

　Vf, VT に対しエピネフリンが奏功しない場合は, アミオダロン, リドカインを投与する. 小児の体重がわからないときは, 小児体重（1〜10 歳）kg＝2×年齢＋10 という公式もある. Broselow tape が市販されており身長から体重を推定し, それに応じた各種薬剤量がテープに書いてある. なお重曹, カルシウムのルチンの投与は推奨しない.

・**ROSC 後幼児 dBP＞25, 小児 dBP＞30 mmHg, 呼気 CO₂＞17 mmHg は神経回復よいかも**

　ROSC 後, 動脈圧モニターがあれば装着する. 幼児 dBP＞25 mmHg, 小児 dBP＞30 mmHg は神経回復良好である. ROSC 後 20 分は dBP の 90 パーセンタイルを保つ.

　また呼気 CO₂モニターで 17〜18 mmHg 以上は ROSC の陽性尤度比 0.885. しかしはっきりした閾値は不明で, 多施設研究では相関なしともいわれる.

気管チューブの位置確認には呼気 CO_2 の特異度 100% なので計測を推奨．また児輸送時も呼気 CO_2 モニターせよ．

- **TTM：ROSC 後 48 時間 32〜34 度の後 3 日 36〜37.5 度．または全 5 日間 36〜37.5 度**
　小児が ROSC（自発循環再開）した後，極力発熱しないようにし成人同様 TTM（Targeted Temperature Management）を行う．
　ただ成人との違いは，成人では ROSC 後 32〜36 度で最低 24 時間であるが，小児では 37.5 度以下に保つ点である．

　体温を下げて代謝需要，フリーラジカル，アポトーシスを減らす．
　院内外の心停止では，TTM には 2 つの方法がある．要は 37.5 度以上にしないことである．以下 2 つのどちらでも予後は変わらない．
1）ROSC 後 48 時間 32〜34 度の後，3 日間 36〜37.5 度に保つ．
2）ROSC 後 5 日間 36〜37.5 度に保つ．

- **ROSC 後脳波モニター，痙攣も非痙攣性てんかんも治療せよ**
　眼に見える痙攣（clinical seizure）は予後不良なので注意が必要である．
　しかしそれだけでなく脳波だけで検出できる痙攣（non convulsive state epileptics）も治療せよというのである．これは脳波をみないとわからない．ただし脳波上だけの痙攣治療で予後がよくなるかは不明．

- **CPR 中家族を同席させると後の悲嘆は少ない．妨害になるなら敬意を持って遠ざけよ**
　今回，驚いたのは CPR 中，可能なら家族を同席させよというのである．そのほうが児死後の，家族の不安，うつの頻度は少なく悲嘆（grief）はより建設的なものとなるという．CPR 中スタッフが慰め質問に答え支える．妨害になるなら敬意を持って遠ざける．

2020 新生児 ACLS 要点

新生児（neonate）とは出生から 1 カ月までをいう.

ポイントは出産後心拍＜100 なら陽圧呼吸を行い, 心拍＜60 なら CPR 開始, 反応なければエピネフリン投与, それでだめなら輸液する.

満期産で85％は10～30秒で呼吸を開始する. 出生児の5％は陽圧呼吸（PPV）を要し, 2％は挿管, 0.1％心マ, 0.05％はエピネフリン必要.

◆ 2020 新生児 ACLS アルゴリスム

1）出生前カウンセリング, 出産チームの briefing（児の問題点報告）, 装備チェック.

2）出産！ 満期産（term gestation）か？ 児の状態（tone）は？ 呼吸・啼泣は？

3）正常なら児を母親に渡し保温, 体温保ち, 気道確認, 必要なら分泌物吸引.

4）状態（tone）不良, 呼吸なし, 啼泣なしなら体温保ち気道確認, 必要なら分泌物吸引, 児を拭き刺激与える.

5）無呼吸, あえぎ, 脈拍＜100 なら PPV（positive pressure ventilation）開始.
SO_2, ECG モニター

6）労作呼吸, チアノーシス続くなら気道確保, SO_2モニター, 必要なら酸素投与. CPAP 考慮. 回復すればチームの debriefing（状況報告）.

7）心拍＜100 なら胸郭の動きチェック, 必要なら挿管か laryngeal mask.

8）心拍＜60 なら挿管, 心マ, 100％酸素投与, PPV と同期, ECG モニター.

9) 心拍＜60 続くならエピネフリン投与，心拍＜60 続くなら失血，気胸考慮.

10) 出生後目標 preductal（動脈管前）SO_2は 1 分：60～65％，2 分：65～70％，3 分：70～75％，4 分：75～80％，5 分：80～85％，10 分：85～95％.

◆新生児 ACLS 重要点

　僻地，離島では新生児を診ることもある．心肺停止の新生児が搬入されたこともあった.

　また以前当直の夜，19 歳女性から「破水したので診てほしい」という電話があった．この女性は産婦人科を受診しておらず胎児が頭位なのか骨盤位なのかもわからない．数十年前の研修医のとき，産婦人科研修で正常分娩は 18 例取り上げた.

　しかし骨盤位分娩は研修医にはやらせてもらえず一度も経験したことがなかった.

　また正常分娩介助で 1 例，胎向を確認せずに頭を逆に回した強いトラウマ（幸い何ともなかった）があった.

　当西伊豆健育会病院では「救急は決して断らない」ことを宣言している.

　しかしこの産婦のときはさすがに恐ろしくて「申し訳ありませんが産婦人科に行ってください」と断ってしまった．当時，西伊豆健育会病院から大病院までは標高 500 m の峠を越えて最低でも 1 時間 15 分以上かかった．現在はだいぶ道がよくなり 1 時間ほどである.

　後で救急隊に聞いたところ峠を登る頃から陣痛が強くなり頂上あたりで出産，救急隊が取り上げたとのことであった．救急隊もどんなにか恐ろしかったことだろうと，小生ひどい自己嫌悪に陥り，その後 ALSO（advanced life support in obstetrics）の研修を受けた．しかしこのコースも模型は使うが実際に分娩を行うわけではない.

　「医師は常に最悪を想定して準備しなければならないのだなあ」と

つくづく思った.

　私たちの合言葉は「Prepare for the worst！　最悪に備えよ！」である.

・出産前に briefing（事前説明），終わったら debriefing（事後報告）で改善を

　出産チームは出産前，必ず briefing（事前説明）し，皆で問題点を共有する.

　そして終わったら debriefing（事後報告）を行い，皆で改善点を探る.

　これにより技術は改善，洗練されていく．新生児蘇生に携わる者は2年以内にトレーニングを繰り返せとのことである.

・胎盤→臍静脈の SO₂は 80％，最初の呼吸で肺膨張，肺血流↑，胎児循環終了

　筆者は，胎児循環なんて，もう忘却のかなたであった．看護師の国家試験で次のような問題があったがぜんぜんわからなかった.

　　＜胎児で酸素飽和度が一番高いのはどれか？＞

　　1. 門脈，2. 臍動脈，3. 臍静脈，4. 下大静脈

答え　臍静脈

　母体血と胎児血は混合しない．胎盤で胎児血は母体血の酸素を受け取り，臍静脈（実際には動脈血）経由で胎内に入るので臍静脈の酸素飽和度が一番高い．驚いたのは胎児血の酸素飽和度の低さである.

　酸素の一番多い臍静脈でなんと SO₂ 80％，左心室や大動脈で65％，下半身や上半身の静脈血で40％である．胎児がそんな低酸素状態で生存していることに驚いた.

　この低酸素状態を生きるため胎児のヘモグロビンは HbF といって酸素結合能が高い．生後 HbF は正常の HbA に変化し生後6カ月

から1年でHbFは1%以下になる.

　満期産，早産（preterm, 35週以前）の新生児に投与する酸素は，21%酸素のほうが100%酸素より死亡率が少ない．低酸素状態を生き延びてきた胎児にはフリーラジカルの多い高濃度酸素は危険なのである．

　出生後，最大のイベントは最初の啼泣，呼吸である．

　新生児のほとんどは30〜60秒で自発呼吸を開始する．60秒内で呼吸がなく心拍<100は陽圧呼吸（PPV：positive pressure ventilation）を40〜60/分で開始する．

　出産60秒内であえぎ，無呼吸，徐脈（<100/分）では直ちにPPVを開始である．

　最初の呼吸でエアが肺内に入り肺が膨らむと突然肺動脈抵抗が減弱し，右室から肺動脈に入った血液は動脈管→大動脈でなく肺へと流れ込む．そして動脈管は自動閉鎖する．

　また臍静脈を結紮することにより肝鎌状靭帯内のArantius静脈管も閉鎖，内腸骨動脈からの臍動脈も閉鎖する．

　新生児生存で最も重要なのは適切な肺膨張と出生後の呼吸である．出生直後の啼泣，呼吸により胎児循環終了が決まる．心拍数増加は呼吸増加の指標である．この心拍確認は触診では無理なのでECGで確認する．

・呼吸不全：刺激！　1分内呼吸なし，心拍<100→PPV，心拍<60→CPR, epinephrine, 輸液

　新生児のほとんどは30〜60秒で自発呼吸を開始する．

　呼吸不全があれば触覚刺激（tactile stimulation：タオルで乾燥させ背や足底を摩擦）を行うと呼吸努力が増加する．筆者が産科を回ったときは出産するとすぐ臍帯をクランプし，ルーチンに口腔内を吸引，足底を手でパンパンと刺激して呼吸を促していた．

　新生児が出産後60秒以内に呼吸がなく心拍<100ならば，陽圧呼

吸（PPV）を 40〜60/分で開始する．新生児出生で 10％は呼吸補助を要する．

　PPV が 30 秒遅れるごとに死亡，入院延長が 16％高まる．新生児では呼吸停止の後で心停止が起こる．

　産まれたらマンツーマンでスタッフを付け PPV を行う．

　出産 60 秒内であえぎ，無呼吸，徐脈（＜100/分）ならば直ちに PPV を空気か酸素 30％で開始する．自発呼吸のある児で呼吸補助に CPAP（自発呼吸下で呼気に陽圧かける）は挿管より合理的である．なお，未熟児で肺膨張持続は危険である．

　30 秒間 PPV しても脈拍＜60/分なら心マを開始する．

　2 thumbs 法で心マ 90 回/分，呼吸 30 回/分．

　血管アクセスは臍帯静脈を使用し無理なら骨髄内輸液（IO）も可．

　60 秒心マしても心拍＜60/分ならエピネフリンを投与する．

　出血疑いでエピネフリンに反応しない場合は輸液考慮する．

　出生後心拍＜100 なら陽圧呼吸を開始し，心拍＜60 なら心マ，CPR を開始するというのが驚きである．

• 臍帯クランプは 30 秒遅らせると以後の Ht↑，Fe↑．ただし臍帯ミルキングは脳室出血起こす

　筆者が産婦人科を研修した頃は，出生直後即座に臍帯をクランプしていた．へーと思ったのは，この新生児 ACLS によると「未熟児や満期産で元気で蘇生不要時，臍帯クランプを 30 秒以上遅らせよ」というのである．

　クランプを 30 秒以上遅らせることにより生後 3〜6 カ月時点での Ht（ヘマトクリット）↑，Fe（鉄）↑となる．また血圧が上昇し輸液を減らせ生存率が上昇する．

　ただし，28 週未満で臍帯の milking（用手による血液押し出し）は推奨しない．なんと脳損傷（脳室内出血）を起こす．

- **出生直後元気なら児を拭いて母と skin to skin の接触，低体温防ぎ 36 度未満としない**

　筆者が分娩介助で会陰切開した後，顔が血だらけの児を取り上げて「ほら，元気な赤ちゃんですよ！」と母親に見せたところ，助産師が慌てて「体を拭いてから見せなさい」と怒られた．母親がギョッとしていた．

　出生直後，児が元気なら児を拭いて母親に渡し評価（呼吸，tone，活動性）が終わるまで臍帯は結紮しない．そのほうが未熟児でも利点がある．

　児を拭いて母親と skin to skin の接触をさせることにより低体温を防ぐ．母親との接触は母乳，体温コントロール，血糖安定に重要である．

　児が不安定な場合は，挿管，心マ，輸液路確保，体温コントロールを行う．

　体温は 36.5〜37.5 度とし，36 度未満を避ける．36 度未満とすると特に 33 週以下の児，1,500 g 以下の児で死亡率が増加する．

　37 週未満，2,500 g 未満でも低体温により死亡率，有病率が増加する．

　体温コントロールは輻射ヒーター（radiant warmer），設備のないところではビニール袋で首以下の体を包んだり，帽子をさせる．室温を上げたり，加熱・加温エアの使用は未熟児の低体温予防に重要である．発熱マットレス（exothermic mattress）などがないときはビニール袋に児を首まで入れる．

- **ルーチンの口腔内吸引は徐脈を起こし推奨しない．胎便汚染で気道閉塞あれば吸引**

　筆者が産科を回ったときは，出生直後ルーチンに口腔内吸引をして足の裏を叩いていた．

　今回 2020 新生児 ACLS では，出産後ルーチンの口，鼻，咽頭，気管吸引は推奨しないというのには驚いた．呼吸が良好で啼泣して

いれば，羊水が胎便汚染していても吸引は不要だというのである．吸引により徐脈を起こすからである．

　呼吸不全があれば触覚刺激（tactile stimulation：タオルで乾燥させ背や足底を摩擦）をすると呼吸努力が増加する．

　ルーチンの喉頭鏡±吸引は勧めないが（no benefit），胎便汚染羊水（MSAF：meconium-stained amniotic fluid）で気道閉塞のときは無論挿管吸引する．

- **心拍数増加は呼吸増加の指標．心拍は触診無理，SO$_2$も不正確，ECG で確認**

　心拍数増加は呼吸増加の指標になる．しかし新生児の心拍を見るに聴診，触診はあてにならない．酸素飽和度も生後数分は不正確である．心拍数増加は呼吸増加の指標である．この心拍数は触診では無理なので ECG で確認する．ECG で心拍数>60 のとき，PEA（pulseless electrical activity）の否定は脈触知と心音聴取による．

- **酸素投与：35 週以前では酸素 21〜30%，35 週以後は酸素 21%（空気）で開始！**

　新生児は子宮内の低酸素状態（臍静脈で SO$_2$ 80！）から突然数分で外に出る．

　早産（preterm，35 週以前）では酸素 21〜30% で開始し滴定（titrate）する．

　後期早産（late preterm，35 週以上）や満期産では酸素は 21% が合理的である．

　100%酸素を使用すると死亡率が増加する．

- **心拍<60 でエピネフリン静注 0.01〜0.03 mg/kg，気管内 0.05〜0.1 mg/kg，3〜5 分毎**

　満期産で 85% は 10〜30 秒で呼吸を開始する．5% は陽圧呼吸（PPV）を要し 2% は挿管，0.1%心マ，0.05%エピネフリン必要とな

る.

　PPV, 心マしても心拍数＜60 ならエピネフリン 0.01〜0.03 mg/kg→生食フラッシュを行う. ルートは臍帯静脈であるが無理なら骨髄内でもよい.

　血管アクセスがなければ, エピネフリン気管投与もよい. 気管内に 0.05〜0.1 mg/kg 投与する. 心拍＜60 ならエピネフリンは 3〜5 分毎投与する.

・**PPV, CPR, エピネフリンでも心拍＜60 では生食/輸血（O 型 Rh−）10〜20 mL/kg 繰り返し**

　換気, 心マ, エピネフリンにもかかわらず心拍＜60 なら失血を考え, 輸液を行う.

　生食または血液（O 型 Rh−）10〜20 mL/kg を 5〜10 分で投与し, だめなら繰り返す.

　推奨は血液＞生食＞アルブミンである.

・**蘇生後低酸素脳症は 33〜34 度で 72 時間の後, 最低 4 時間かけて再加温. 低血糖注意, ブドウ糖を**

　蘇生後体温＜36 度は加温（0.5°/h 以下で）する. しかし 36 週以上の新生児で中等から重症の低酸素脳症（HIE：hypoxic ischemic encephalopathy）には低体温を行う.

　6 時間内にクーリングをはじめ 33〜34 度で 72 時間の後, 最低 4 時間かけて再加温する.

　低血糖は予後が悪いのでできるだけ早くブドウ糖静注する.

・**CPR 中止決定は生後 20 分くらいで**

　蘇生 10〜20 分で ROSC（自発循環再開）なければ死亡率が高い. CPR 中止決定の時間（time frame）は生後 20 分くらいである.

　APGAR（Appearance 2 点, Pulse 2 点, Grimace 2 点, Activity 2 点, Respiration 2 点, 計 10 点）が 0, 1 でも ROSC は可能で,

TTM（低体温）で 20％は順調回復する.
　20 分後に心拍＞100 となった 39 例で 15/39 は生存，6/15 は中〜重神経損傷なしであった.

実戦輸液

1. 出血のとき，輸液は何を用いるか

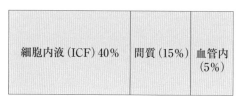

| 細胞内液 (ICF) 40% | 間質 (15%) | 血管内 (5%) |

Intro 6　5%ブドウ糖を輸液したときの分布

　人体の60%は水分であり，その分布は Intro 6 のごとくである．輸液をした場合，原則として細胞内液（ICF）には入らない．ただし5%ブドウ糖液は輸液するとブドウ糖は速やかに代謝されて自由水（free water）となり，電解質を含まぬため上記のすべてに分布する．したがって出血に対し5%ブドウ糖液は全体に分布するため，血管内の出血を補填できないので不適切である．

1）ECF-replacer（糖質液，電解質液）

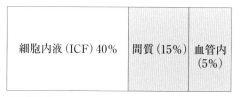

| 細胞内液 (ICF) 40% | 間質 (15%) | 血管内 (5%) |

Intro 7　乳酸リンゲル，生理食塩水を輸液したときの分布

　ECF（細胞外液）-replacer とはさまざまな輸液製剤のうち，Intro 7 のように血管系および，その3倍の容積を占める間質に分布するものをいう（電解質液：乳酸リンゲル，生理食塩水など）．理

論上，間質にも分布するため，出血量の3〜4倍量を用いなければ循環血液量の回復は期待できない．また間質に分布するため，間質性肺水腫を起こすことがある．ベトナム戦争，アラブ戦争では，出血に対し乳酸リンゲルや生食を大量使用したが，間質性肺水腫が多発し特にダナン（Da Nang）の野戦病院で多発したため，Da Nang's lung と呼ばれた.

出血に対しては ECF 組成（Na 140 mEq/L）に近い電解質液，すなわち乳酸リンゲル（Na 130 mEq/L），ハルトマン，生理食塩水（Na 154 mEq/L）などを用いる．乳酸リンゲルにはなぜ乳酸が入っているのだろうか．Lactate（塩である）は完全分解されると→CO_2 + H_2O + HCO_3^- となる.

一方，lactic acid（酸である）は→CO_2 + H_2O である．すなわち乳酸リンゲル（lactated Ringer）にはバッファーとして重要な HCO_3^- を供給できるのである.

HCO_3^- を供給するには，$NaHCO_3$（重曹）を輸液剤に入れれば一番簡単なのだが，製造過程で高熱殺菌すると CO_2 が発生してしまうためにできないのである.

ベトナム戦争から2010年代初期まで出血性ショック患者にはリンゲル液や生理食塩水の大量投与が行われ，間質性浮腫による肺水腫を起こした．しかしイラク紛争，アフガニスタン紛争で経験が積まれ，なんと現在の出血治療の要諦は「早期止血，血液製剤の早期投与，低血圧の容認（permissive hypotension）」であって「大量輸液はやるな！」ということになり大きく変化しつつある．収縮期血圧が80〜90 mmHg ならよしとするのである．80以下に下がる場合は意識障害を起こすので，250〜500 mL 程度の乳酸リンゲル輸液を行うが可能なら血液製剤がよい[1].

また受傷後早期，3時間以内にトラネキサム酸（トランサミン）1 g を10分かけて投与し，さらに8時間以内にもう1 g 投与する．最初のトラネキサム酸投与は3時間以後にならぬほうがよい．これ

により死亡率が低下する．低血圧容認とトランサミン投与は現在，戦場の標準治療である[1]．2015年のパリ同時多発テロでも救急隊（SAMU）により輸液制限とトランサミン投与が行われている．

ヒト細胞内のミトコンドリアは20億年前，細胞内に取り込まれた細菌であり，細胞核とは異なるDNAを持ちmtDNAと呼ばれる．ミトコンドリアは生命維持に欠かせぬATPを産生する．ミトコンドリアに餌のブドウ糖をあげてATPを産生させているのである．外傷により細胞が破壊されミトコンドリア破壊産物（DAMPs：damage associated molecular patternsという）が一度血中に出ると，もともとこれは細菌であるから，これは異物と認識され激しい炎症を起こす．これに大量輸液を行うとDAMPsは全身に拡散され炎症，凝固障害を起こす．

これが判明したのが2010年であった．（Zhang Q, et al：Circulating mitochondrial DAMPs cause inflammatory responses to injury. Nature, 2010；464：104-107）

このときから輸液の理論は激変したのである．

大量輸液により凝固因子が希釈され間質浮腫が増加，再灌流により炎症が悪化し活性化酸素により組織障害を起こすというのである．

輸液を行うのは意識障害があるか橈骨動脈を触れないときのみであり，輸液するにしても脈が戻る最小限の量（250〜500 mL）で可能なら血液か血漿をbolusで投与しsBP 80〜90に保つ．

晶質液（結晶になりうる液：乳酸リンゲル，生食）は極力避ける[2]．

JATECでも最初の輸液は乳酸リンゲル1 L以内ということになった．「最終的止血処置（definitive hemostasis）まで輸液を控えることは生存率を改善する」のである．

出血性ショックから死亡までの中央値は2時間である．患部に局所圧迫が有効でなければ止血帯が推奨される．現在救急隊も止血帯

や止血ガーゼを使用するようになった.

2) Blood volume replacer（輸血，血漿蛋白，代用血漿など）

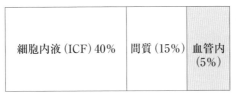

細胞内液（ICF）40%	間質（15%）	血管内 （5%）

Intro 8　**Blood volume replacer**

　Blood volume replacer とは，輸液したとき，**Intro 8** のように主
として血管系に配分するものをいう．蛋白や分子量の大きさのため
血管壁を通りにくいからである.

　出血が 500 mL 以上の場合は輸血を行う．その意義は何といって
も酸素運搬能，凝固能，循環血液量の維持ができるからである．輸
血治療は，かつては全血輸液が行われその後，成分輸血が主流で
あった．しかしこの数十年で 1 周して元に戻った感がある．米軍で
は血漿：血小板：赤血球は 1：1：1 での投与が推奨されている.

　かつて血漿代用剤（plasma expander：デキストラン，サヴィオ
ゾール，ヘスパンダー，ボルベンなど）は輸血が間に合わないとき
などに使用された.

　分子量が大きく血管壁から出にくいため（時間が経つと出てくる）
循環血漿量の維持に使用した．ただし副作用として血液凝固障害
（低分子デキストラン＞中分子デキストラン＞HES：でんぷん＞ゼ
ラチン）があり，また間質の脱水を起こすため腎障害を起こすこと
がある．朝鮮戦争では出血に対し plasma expander が盛んに使われ
たがその副作用による腎不全が多発した．そのため，ベトナム戦争，
アラブ戦争では乳酸リンゲルに切り替えられ腎不全の代わりに肺水
腫が起こるようになったのである.

　熱傷や挫傷で血漿量が低下しているときは加熱ヒト血漿蛋白，ア

ルブミンなどの投与を行う.

　熱傷の場合は，Baxter 公式で受傷後最初の 24 時間（来院時から
ではない）に 4 mL×体重 kg×熱傷面積％の乳酸加リンゲルを最初
の 8 時間に 1/2，次の 16 時間に 1/2 を入れる.

　その後は，加熱ヒト血漿蛋白の投与を開始する. 最初の 24 時間に
血漿蛋白を使用しても血管外へ漏出してしまう.

2. 出血時の輸液は sBP 80～90 に，低血圧容認は戦場の標準治療

　米軍では 2010 年頃から戦場でさまざまな局所止血剤が使用され
ていた. Factor concentrator といって動脈, 静脈出血に対しゼオラ
イト（mineral zeolite）を含む包帯（Quick clot, コンバットガー
ゼ）を当て血液から速やかに水分を吸収し凝固因子の濃度を高めて
凝固させる. また粘膜付着性製剤（mucoadhesive, トラウマスタッ
ト）といってキトサン（エビやカニなどの甲殻類から作る）を含む
ものもある. 国内でも 2020 JATEC からこれらの止血ガーゼ使用が
推奨されるようになった.

　従来，出血で低血圧の外傷患者に 2 L の crystalloid（晶質液：結
晶になりうる液，乳酸リンゲルや生食のこと）投与はつい数年前ま
で当たり前に行われてきた. しかしこの方法は前述のように凝固障
害, アシドーシスを起こすため禁止された. JATEC でも病院前治
療は乳酸リンゲル 1 L までとされた.

　ましてや「血圧正常なら輸液すべきではない！」とさえいうので
ある. 血圧低下した場合，sBP 80 mmHg に低下するまで輸液は控
える. 80 になった時点で少量（250～500 mL）の，可能なら血液か
血漿を bolus で投与し sBP 80～90 mmHg に保つ. 晶質液は極力避
ける.

　米軍では乾燥凍結血漿（freeze-dried plasma）が現場でよく使わ
れるが日本国内では使用されていない.

　この低血圧の容認（permissive hypotension）の概念は，中近東

の戦場で生存率が改善することが確認され，今や広く受け入れられ戦場での標準治療となっている．

3. 外傷後 3 時間以内にトランサミン 1 g を 10 分で投与，8 時間以内にさらに 1 g 投与せよ！

外傷にトランサミン（tranexamic acid）が有用であることがわかったのは 2013 年の CRASH-2 トライアルによる．まず受傷後 3 時間以内にトランサミン 1 g を 10 分で静注し，次の 8 時間以内にさらに 1 g 投与する．実際に出血がなくても実害がなく，戦傷ではルーチンに投与され標準治療である．

トランサミン投与の原理は線溶の停止である．外傷により悪性の過線溶（malignant hyperfibrinolysis）が起こることがあり，血栓ができる前に溶けてしまい出血，死亡に至る．トランサミンはこの線溶を停止する．このトランサミン投与は時間依存性（time sensitive）であり，3 時間以後の投与は死亡率が上がるので外傷後 3 時間以後に投与してはならない．輸血と同時に行う．

2015 年 11 月のパリ同時多発テロでは病院搬送前に救急隊がトランサミンを投与し，大量輸液を控え低血圧を保ちつつ（permissive hypotension）病院に搬送している．

4. Hb 7 で輸血開始．大出血では濃厚赤血球：新鮮凍結血漿：血小板を 1：1：1 で投与

血液製剤は 200 mL 献血より得られるものをすべて 1 単位という．濃厚赤血球 1 単位は 140 mL，FFP 1 単位は 80 mL，濃厚血小板 1 単位は 20 mL である．

急性出血では Hb 7g/dL 以下で輸血を始める．Hb 6 以下では輸血は必須である．

濃厚赤血球 1 単位で Hb は 40/BW（体重）上昇する．つまり体重80 kg なら 1 単位で Hb は 40/80=0.5 g 上昇する．

1.5 L（30%）の出血で血圧は 90 以下に，2 L（40%）の出血で血

圧は 70 以下に低下する．出血性ショックでは輸血はまず 8 単位を 1
セットとする．大量出血で出血傾向のあるときは凝固因子として
FFP を投与する．現在，米軍では大出血，凝固障害を起こした兵士
に対し濃厚赤血球，新鮮凍結血漿，血小板を 1：1：1 で投与するか，
新鮮全血輸血を推奨している．成分輸血が昔の全血輸血に戻ったの
である．

　危機的出血では O 型赤血球濃厚液を A，B，AB 型に使用してよ
い（ただしクロスはやれ）．なお Rh 型（赤血球 D 抗原）は ABO 型
と異なり自然抗体は形成されない．前もって感作（輸血歴）がなけ
れば Rh（−）に Rh（＋）を輸血しても初回はショックを起こさな
い．だから初回は O 型 Rh（＋）の血液投与でよい．当西伊豆健育
会病院では出血外傷に備え，O 型 Rh（＋）を常時 800 mL 用意して
いる．使用期限が過ぎて破棄となることも多いが，救急病院の必要
経費と考えている．
　血漿（FFP）の場合は AB 型の FFP は A，B，AB，O 型に使用
可能である．AB 型血漿には A/B 抗原に対する抗体形成がないから
である．

5. 維持輸液

　原則は「メシ食う患者に点滴補液はもってのほか」である．出血
はなくて絶食しているとき，輸液はなにをどのくらい投与したらよ
いのだろうか．
　日本人の 1 日の食塩摂取量は 12 g（Na 200 mEq）である．軽度
食塩制限すると 6 g（Na 100 mEq），中等度食塩制限すると 3 g（Na
50 mEq）である．だから輸液では軽度〜中等度食塩制限するとして
Na 50〜100 mEq 与えればよい．
　さて生理食塩水は Na 154 mEq/L であるから 500 mL なら 77 mEq
となる．だから 1 日必要 Na は生食（Na 154 mEq/L）500 mL また
は乳酸加リンゲル（Na 130 mEq/L）500 mL で十分ということにな

る．

1 日必要量

　水　2,000 mL（予測尿量＋700 mL）

　Na　50〜100 mEq

　K　　40 mEq

　糖　75〜100 g（300〜600 kcal）

上記必要量を満たすためには

①生食 500 mL＋5％ブドウ糖 1,500 mL＋15％ KCL 20 mL（K 40 mEq）

　これで水 2,000 mL，Na 77 mEq，K 40 mEq，糖 75 g となる．

②ソリタ T3 号液 2,000 mL

　これで水 2,000 mL，Na 70 mEq，K 40 mEq，糖 86 g となる．

　3 号液を維持液と呼ぶわけは，3 号液 500 mL を 4 本使えば，1 日必要水分，電解質を補えるからである．特に外科系のドクターで，出血時の乳酸リンゲル投与の連想からか，内科疾患の脱水に対し乳酸リンゲルをガンガン入れる者がいるので注意されたい．

　なお，脱水の患者で腎不全があって高カリウム血症を起こすことがあるので，来院時，最初の輸液は K のないソリタ T1 や T6，5％ブドウ糖にしたほうが無難である．

参考文献

1）King DR：Initial care of the severely injured patient. N Engl J Med. 2019；380：763-770
2）Cannon JW：Hemorrhagic Shock. N Engl J Med. 2018；378：370-379

X線撮影の注意点

- 多発外傷でルーチンに撮るべきは頸椎3方向，胸部正面（可能なら立位で），骨盤正面（臥位）である．頸椎3方向とは正面，側面，開口位正面（C1, C2を見る）である．X線の代わりに全身CT（trauma pan-scan）でも可．頸部から頭部を単純CTで，頭蓋底から骨盤までを動脈相で，最後に胸部から骨盤までを平衡相で撮る．
- 頸椎損傷を疑ったときは仰臥位のままで側面を撮ること．このとき，両手を尾側に引っ張り，肩を下げて，下位頸椎が写るようにせよ．これで写らねばswimmer's view（クロールの格好で斜位でとる），または正面仰臥位で斜位X線で撮影．またはCT.
- 頭部を撮るときは必ず頭部3方向（正面，側面，タウン）を撮れ．タウンを撮らないと後頭骨骨折を見逃す．タウンといえばX線技師は分かる．
  また頭部側面はX線技師はふつう腹臥位で首を横に捻って撮るので，脊髄損傷合併を疑ったときは必ず仰臥位で横から撮れといえ．さもないと致命的になる．
- 四肢の骨折を疑ったときは，四肢X線2方向を撮る．1方向では骨折を見逃すことも多い．また骨折した骨の全長を必ず撮れ．例えば，下腿骨骨折では脛骨が遠位で，腓骨が近位で折れることがあるし，またモンテギア骨折は尺骨骨折と近位橈骨の脱臼を起こすから遠位だけ撮ると脱臼を見逃してしまう．大腿骨，下腿骨の全長を撮るには半切フィルムを斜めに使うとよい．また四肢骨折のX線は副子とともに撮影せよ．梯状副子やSAM splintならたいして読影の邪魔にもならない．不安定な骨折でわざわざ副子を外して撮影するX線技師がいるが大変危険である．副子をはずすのなら医師が付き添うべきである．
- 最初にX線室に入ったとき必要なX線はすべて撮れ．さもないとX線室と病室とを何回も往復することになる．

1章　手・足・腰の診察手技

　整形外科では，世界共通の定まった診察手順があるわけではない．

　医師各人，各様の手順があろう．筆者はいろいろな本を読んでその長所を取り入れ，この章に示すような診察を行っている．整形診察は解剖学そのものである．

　優れた解剖書を常に傍らに置き，疑問が生じたらすぐ調べることが重要である．

1 手指・手関節の診察

1章1,2 を見ながら自分の手を触診してみよう．まず，母指を伸展してみる．手背側から長母指伸筋，短母指伸筋，長母指外転筋と並んでいる．これを長・短・長と覚える．長母指伸筋と短母指伸筋の間の窪みが嗅ぎタバコ入れ（anatomical snuff box）であり，舟状骨骨折でここの圧痛と腫脹が見られる．腫れている場合は母指を反らして腱を緊張させて触診せよ．短母指伸筋と長母指外転筋の2つは橈骨茎状突起の上で一緒になるが，De Quervain 腱鞘炎はここに圧痛があり，母指屈曲，手関節尺屈で痛みは増強する（Finkelstein's test）．橈骨遠位端骨折 **1章2の1** は，橈骨茎状突起から1～2 cm 近位に圧痛があり，尺骨茎状突起骨折 **1章2の2** を伴うことが多い．この2カ所の圧痛を確認する．

Teaching Point

長母指伸筋腱と短母指伸筋腱の間が「嗅ぎタバコ入れ」でここに舟状骨がある．
短母指伸筋腱と長母指外転筋の合流部が De Quervain 腱鞘炎の圧痛点．

Teaching Point

まず橈骨茎状突起と尺骨茎状突起を触り，ここからスタート．

また尺骨茎状突起付近の圧痛の原因として TFCC（triangular fibro-cartilage complex）といわれる軟骨円板の損傷のこともある．また尺側手根伸筋腱腱炎（ECU tendinitis）もこの付近に圧痛がある．

舟状骨とその隣りの月状骨の間は，ガングリオンの好発部 **1章2の4** である．

月状骨壊死はハンマーで叩く動作の繰り返しのような作業で見られるが X 線でわかる．尺骨遠位端が橈骨より短い場合（ulna minus variant という）に多いといわれる．

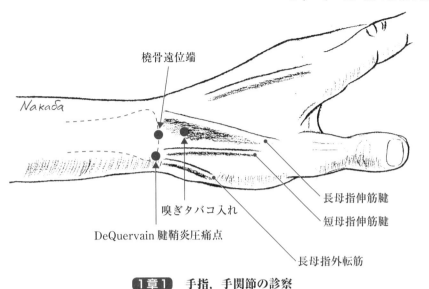

Nakaba

橈骨遠位端

長母指伸筋腱

短母指伸筋腱

嗅ぎタバコ入れ

DeQuervain 腱鞘炎圧痛点

長母指外転筋

1章1 手指，手関節の診察

12. 第5中手骨頸部骨折　11. PIP 脱臼

4. ガングリオン好発部

月状骨

3. TFCC

10. DIP 脱臼

9. PIP 靱帯損傷

2. 尺骨茎状突起骨折

8. 槌指

7. MP 関節脱臼

Nakaba

舟状骨骨折

6. 尺側側副靱帯断裂

橈骨茎状突起

1. 橈骨遠位端骨折　　CMC 関節　5. Bennett 骨折

1章2 骨の触診

ガングリオンについて簡単に解説してください

　　ガングリオンは真の腫瘍ではなく結合組織の変性によるもの
です．多房性になることもあり，穿刺してゼリー状の内容物が
得られれば確定診断できます．ペンライトを押し当てると全体
がボーと光ります．エコーを当てましょう．

　　さらに遠位の母指 CMC（carpometacarpal）関節では Bennett 骨折
1章2の5 が突き指で起こる．また母指 MP 関節は変形性関節症の好
発部でもある．母指 MP 関節での尺側側副靱帯断裂 1章2の6 をゲーム
キーパーサムまたは skier's thumb といい，母指の外転伸展で起こる．
★ゲームキーパーサムとは，狩場の管理人でウサギの首を捻るときにこの外傷が起
こったらしい．
　　指の MP 関節脱臼 1章2の7 は整復困難のことも多く，手術も必要に
なる．整復は基節骨を 90° 過伸展した後，基節骨を中手骨頭に押しつけ
つつ屈曲する．牽引してはならない．これは MP 関節にある種子骨等が
関節内に入らぬようにするためである．マレットフィンガー（槌指）
1章2の8 も突き指で起こり，伸筋腱断裂のため DIP（遠位指節間関節：
distal interphalangeal joint）で末節骨が屈曲し自力で伸展できない．槌
指は末節骨の剥離骨折を伴うときとそうでないときがある．剥離骨折が
あるときは手術は比較的容易であるが，純粋な腱断裂のときは難しい．
　　指の MP 関節掌側の圧痛，弾発はばね指である 1章3 ．

弾発とはどういう症状でしょうか

　　狭窄した A1 プーリー（pulley）に，腫れた腱がひっかかり
指がスムーズに伸展できず，力を入れたり他動的に伸展すると
カクンと伸展できる状態です．

ばね指

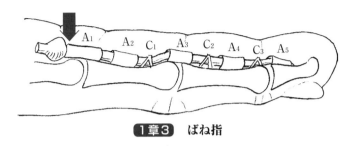

1章3 ばね指

Teaching Point

A1 プーリー（pulley）の狭窄のため，腫瘤状に膨らんだ腱をこの手前に触れる．

スキルアップ

Bouchard 結節（OA）と RA（関節リウマチ：rheumatoid arthritis）との鑑別のコツ **1章4**

　RA の場合，滑膜増殖，浸潤により関節が破壊されていきますが，軟骨は最初のうち滑膜の浸潤に強いので，まず軟骨がかぶっていない辺縁の骨の erosion で始まり（marginal erosion），そして関節中心に破壊が進みます．最初は中心から始まりません．また hyperemia（充血）のために関節周囲の osteoporosis を起こし（逆に血流がなければ porosis は起こらない），骨棘や骨硬化などの増殖性変化は起こさないのが原則です．（RA が鎮静化して二次的に OA を起こせば骨棘ができることはある）化膿性関節炎も RA に似ていますが，もっと急速に破壊が進行します．

　Bouchard 結節は osteoarthritis ですが，OA の場合，特徴として骨棘や骨硬化があり，erosion があるときは RA のときと違い関節中心に起こるのが特徴です（erosive osteoarthritis という）．

Tumor を触れることもあり，A1 プーリー（pulley）といわれる腱鞘での狭窄性腱鞘炎であり，この pulley（滑車）の切除が行われる．

DIP の変形性関節症は Heberden 結節といい，老人でよく見られる．

PIP（近位指節間関節：proximal interphalangeal joint）の変形性関節症は Bouchard 結節（ブシャールと発音する）という．

手の変形性関節症の好発部は DIP，PIP と母指 CMC 関節の3つであるので覚えておこう．リウマチ関節炎では DIP は比較的やられにくく PIP より近位のことが多い．

リウマチでは PIP 関節の紡錘状腫脹が初期に見られる．PIP の炎症で 【1章5】 の central slip が切れると2本の lateral slip の間からボタン穴のように PIP 関節が背側に出るためボタン穴変形(buttonniere deformity) という 【1章6】．スワンネック変形 【1章6】 は RA だけでなく，脳性麻痺やときには正常人でも見られ，MP 伸展，PIP 伸展，DIP 屈曲するものをいう．これは，MP 関節の炎症で MP で掌側亜脱臼し，central slip に過緊張がかかって PIP が伸展して起こる場合，PIP 関節の炎症で PIP 過伸展して起こる場合，そして DIP 関節の炎症で伸筋腱の付着がゆるんで起こる場合とがある．手指の尺側偏位は握り動作の際，伸筋腱に尺・掌側方向の力が働くため，MP 関節で伸筋腱が尺側に脱臼するからである．リウマチの手関節の炎症で橈尺関節で尺骨頭がソロバン玉のようになりこれにより第5指，第4指伸筋腱と次々と腱が切れていくことがある．尺骨頭が脱臼しピアノキーのようになることを caput ulnae syndrome という．

【スキルアップ】 ピアノキーとは？

　前腕遠位で尺骨頭が飛び出し，指で抑えるとポコポコ沈む症状を示します．

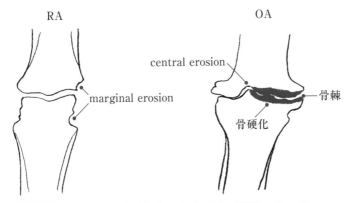

1章4 Bouchard 結節（OA）と RA（関節リウマチ：rheumatoid arthritis）との鑑別のコツ

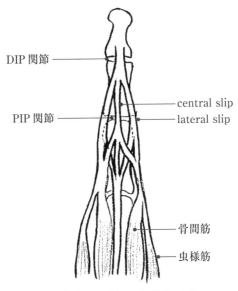

1章5 ボタン穴変形（1）

Teaching　Point

central slip が切れて PIP 関節が穴から出た
ボタンのように lateral slip の間から飛び出
すのがボタン穴変形.

PIP 靭帯損傷 **1章2の9** は PIP の不安定性を起こす．DIP 脱臼 **1章2の10**，PIP 脱臼 **1章2の11** は指を引っ張ればたいてい整復できるが，PIP 脱臼で関節内骨折を伴うと治療はやっかいである．

スキルアップ

PIP 関節内骨折の注意点は？

　　関節内骨折は，転位している場合，整復位の保持が難しく観血的整復などを要することもあります．

　第5中手骨頸部骨折 **1章2の12** はボクサー骨折と呼ばれ，こぶしで殴って起こる．空手では第2, 3中手骨骨頭で殴ることになっている（第2, 3中手骨の骨軸は橈骨骨軸と同一線上にあり力学的に安定しているから）．人を殴るときは，第5中手骨骨頭で殴らぬように気をつけよう．

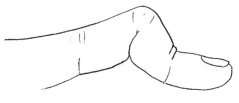

ボタン穴変形

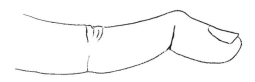

スワンネック変形

1章6 ボタン穴変形 (2)

Teaching Point

ボタン穴変形は PIP 屈曲, DIP 伸展. スワンネック変形は PIP 伸展, DIP 屈曲.

2 肘の診察

　肘の触診のポイントは3カ所ある．上腕骨外側上顆，上腕骨内側上顆，肘頭である．肘を屈曲するとわかりやすい． 1章7 を見ながら場所を同定できるようにしてほしい．

　手をついて肘の後方脱臼を起こすと，肘頭が後方へ飛び出し，この3カ所の位置関係が健側と違ってくる．肘の後ろが凹になる 1章8 ．

　テニス肘は上腕骨外側上顆炎 1章7の1 であり，同部に圧痛がある．手関節を背屈する筋はすべて上腕骨外側上顆に付着し，この筋の使いすぎでここが痛くなる．テニス肘は特にバックハンドストロークによって生ずる．テニス肘の誘発テストは，手首を背屈させこれに抵抗をかけると外側上顆に痛みを訴える 1章9 ．外側上顆のすぐ前方に橈骨小頭

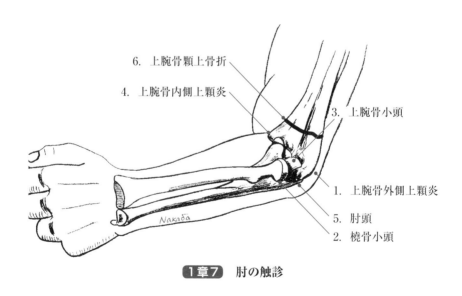

6. 上腕骨顆上骨折
4. 上腕骨内側上顆炎
3. 上腕骨小頭
1. 上腕骨外側上顆炎
5. 肘頭
2. 橈骨小頭

1章7　肘の触診

Teaching Point

上腕骨外側上顆，内側上顆，肘頭の3カ所からスタート．

84

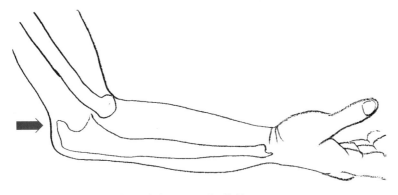

肘関節脱臼　矢印のカーブに注目！

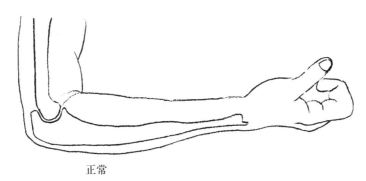

正常

1章8　肘関節脱臼

Teaching　Point

図の矢印のようなカーブが見られることがある．このカーブをみたら肘関節脱臼か上腕骨顆上骨折を考える．

1章7の2 がある．手首を回転させるとここも回転する．手をついて転倒すると橈骨小頭骨折を起こすことがあり，ここに圧痛がある．肘内障の整復 1章10,11 は，この橈骨小頭を近位へ押しながら，また手掌を回内位から回外させつつ（手の甲を天井に向けた位置から手の平を患者の顔へ向けていく），肘を屈曲していく．これでどうしても整復できなければ，回内位のまま肘を屈曲（手の甲を患者の顔に向ける）しても整復できることがある．

野球の投球の加速期に肘の外側に強い圧迫力がかかり，橈骨小頭と関節を作る上腕骨小頭 1章7の3 の離断性骨軟骨炎を起こして遊離骨片（関節ねずみ）を生じ，急に肘が動かなくなることがある．また肘の内側の上腕骨内側上顆では，投球などでの手関節の掌屈により上腕骨内側上顆炎 1章7の4 が起こる．手関節を屈曲する筋肉は内側上顆に付着しているからである．

肘頭は上腕三頭筋付着部であり，槍投げ肘（Javelin thrower's elbow）はここに圧痛 1章7の5 がある．また肘頭はブヨブヨした滑液包炎の好発部でもある．

小児で，内，外側上顆の近位に圧痛があり，肘が腫脹している場合は，上腕骨顆上骨折 1章7の6 を考えよう．小児では肘が過伸展するため，肘を伸展して手を着くと肘頭が上腕骨顆上部に衝突し，ここで骨折が起こる 1章12 ．肘関節で液貯留があると肘の側面 X 線で fat pad sign といわれる sign が見られ，診断に大変役に立つ 1章13 ．Fat pad sign が見られたときは肘頭の上で穿刺するとよい 1章14 ．液貯留による関節運動制限があっても穿刺で改善する．

小児の肘 X 線では（側面），次の2点を覚えておくとよい 1章15 ．まず上腕骨前方骨皮質に引いた線（anterior humeral line）は，上腕骨小頭の中 1/3 を通る．もしこの線が上腕骨小頭の前方にずれる場合は，上腕骨顆上骨折により上腕骨小頭が後方へ転位している可能性がある．

次に橈骨の近位部の延長線上に必ず上腕骨小頭はある．もしそうでなければ橈骨小頭が脱臼している可能性がある．モンテギア脱臼骨折は，尺骨骨折と橈骨小頭の脱臼が起こるが，脱臼を見逃しやすいので必ずチェックする．

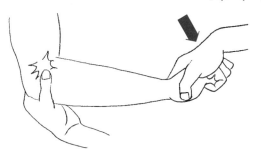

テニス肘誘発テスト

1章9　テニス肘

Teaching　Point

図のように手首を背屈させ抵抗をかけると上腕骨外側上顆に痛みを生ずる．野球肘は手首を掌屈させ抵抗をかけると内側上顆に痛み．

スキル
アップ

肘内障の整復のコツを教えてください

　図示します．東京音頭を踊るときのように患者の手掌を患者の顔に向けるように回外しつつ肘を屈曲します．このとき，橈骨小頭を指で近位へ押し込むようにするとよい **1章10**．これで整復できないときは，逆に患者の手の甲を患者の顔に向けるように回内しつつ肘を屈曲し整復します **1章11**．このどちらかで整復できなかったことは筆者は一度もありません．

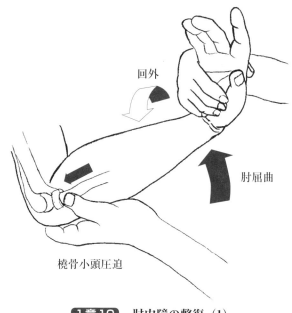

回外

肘屈曲

橈骨小頭圧迫

1章10 肘内障の整復（1）

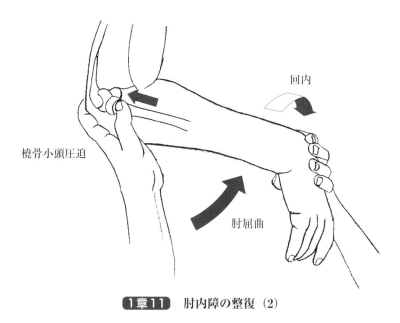

回内

橈骨小頭圧迫

肘屈曲

1章11 肘内障の整復（2）

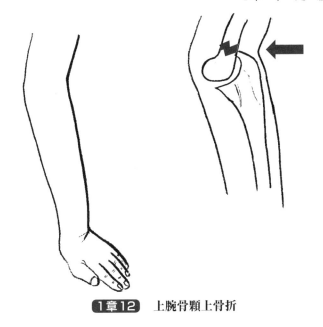

1章12 上腕骨顆上骨折

Teaching Point

小児では肘が過伸展するため，手を地面に着くと肘頭が上腕骨顆上部に衝突して起こる.

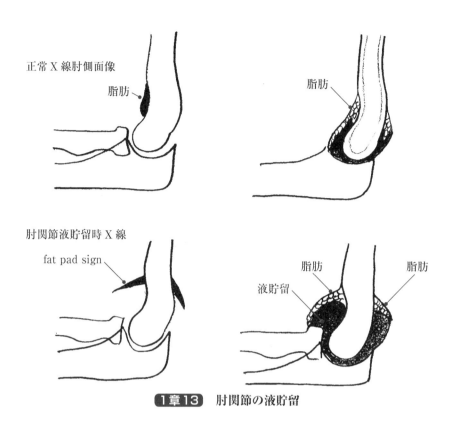

正常 X 線肘側面像

脂肪

脂肪

肘関節液貯留時 X 線

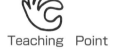fat pad sign

脂肪

液貯留

脂肪

1章13 肘関節の液貯留

Teaching Point

肘側面 X 線での fat pad sign で容易にわかる. 肘窩の前が anterior olecranon fat pad sign, 肘窩の後ろが posterior olecranon fat pad sign という.

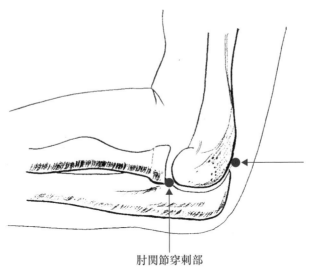

肘関節穿刺部

1章14　肘関節液の穿刺

Teaching Point

橈骨小頭を触れて図のポイントで針を刺せば
よい. または肘頭の上で刺せばもっと楽ちん.

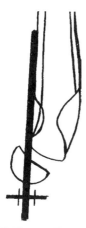

X 線で上腕骨前方骨皮質に引いた
線（anterior humeral line）は上
腕骨小頭の中 1/3 を通る．

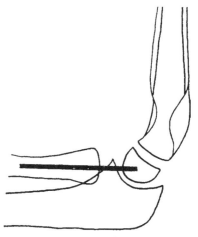

橈骨の延長上に必ず上腕骨小頭が
ある（どんな方向で撮っても）．

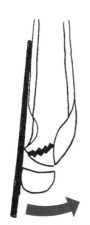

上腕骨小頭の中 1/3 を通らなけれ
ば骨折で転位したと考える．

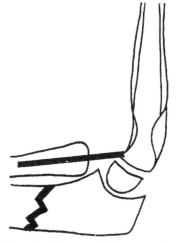

橈骨の延長上に上腕骨小頭がなけ
れば橈骨の脱臼である．この例は
モンテギア脱臼骨折（尺骨骨折＋
橈骨骨頭脱臼）．

1章15 肘の X 線読影の極意

③ 肩関節の診察

　一般に肩関節由来の痛みでは三角筋付近に痛みを訴えるが，頸椎由来の放散痛（特にC5, C6）では僧帽筋付近に痛みを訴えるものである．肩の場合，夜間就寝時に痛みを訴えることも多い．これは就寝時，肩は心臓よりも下になり静脈のうっ血を起こすためと考えられる．

　肩の診察には検者は患者の後ろに立つとよい．触診はまず胸鎖関節から始める．日本でよく見られる掌蹠膿疱症では胸鎖関節の骨性強直を起こすことがある．鎖骨を外側へとたどる．鎖骨内側は前方に凸であり外側は凹である．

　鎖骨骨折は，中1/3で多く，必ず圧痛がある 1章16の1 ．この場合，近位鎖骨は上へ（胸鎖乳突筋肉で引かれるため），遠位は重力により下へ転位する．

　鎖骨の一番の窪みから2 cmほど下へ探ると烏口突起 1章16の2 がある．ここは多くの靱帯や筋が付着するので圧痛のあることが多い．烏口突起炎ということもある．

　烏口突起のすぐ外側が肩関節裂隙 1章16の3 である．肩関節造影はここから注入する．

　肩鎖関節 1章16の4 は鎖骨外側と肩峰との間であるが，鎖骨より肩峰の方が下がっているので，ここに段ができよくわかる．肩鎖関節脱臼ではここに圧痛があるし，完全脱臼なら鎖骨が上へ飛び出し押さえると piano key sign と称して鍵盤のように下がる（正確には鎖骨が上がっているのでなく肩峰が上肢の重みで下がっているのである）．

　肩峰外側から下へ降りると大結節 1章16の5 がある．肩腱板断裂はこの付近で起こる．突然の激痛とROM制限で発症する石灰化性滑液包炎もここに圧痛のあることが多く，局麻入りステロイドを注入すれば劇的に改善する．

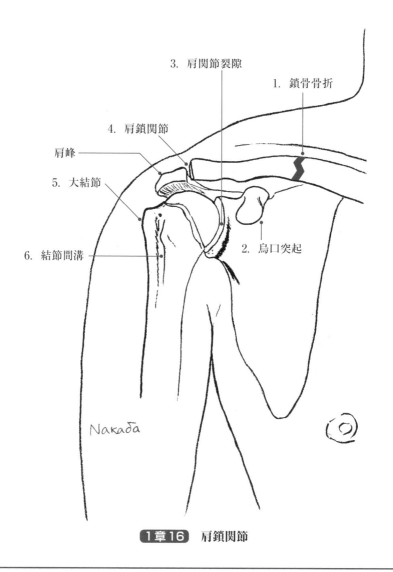

3. 肩関節裂隙

1. 鎖骨骨折

4. 肩鎖関節

肩峰

5. 大結節

6. 結節間溝

2. 烏口突起

Nakada

1章16 肩鎖関節

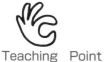

Teaching Point

鎖骨が肩峰より少し出ているので容易に触れる．烏口突起も指を押し込めば触れる．結節間溝は腕下垂し肘屈曲し10度内旋で真正面にくるのでこの位置で触診．この位置で上腕を少し左右へ内・外旋すると，結節間溝はわかりやすい．

スキル
アップ

肩関節可動域（ROM）の診かた

　AAOS（American Academy of Orthopedic Surgeon）推薦
の肩関節可動域の最低限記録は次の4つです．
① total elevation：屈曲，外転よりももっと機能的な計測で患
　者の一番楽な姿勢で挙上
② 上腕下垂位での外旋
③ 90度外転位での外旋
④ 内旋：結帯動作をさせて親指が背中のどこまで届くかを見る
　（大転子，臀部，第7胸椎棘突起など）．

　肩を内旋したまま肩を外転してみよう（ 1章17 手の甲を前に向けた
まま肩を外転）．この場合，肩は115度以上は外転できない．この理由は
大結節が肩峰および烏口肩峰靱帯に衝突するためである．このとき，回
旋腱板（SITSと覚える：suprasupinatus, infrasupinatus, teres minor,
subscapularis）が両方の骨の間に挟まれる．これにより起こる症状を
impingement症候群という．

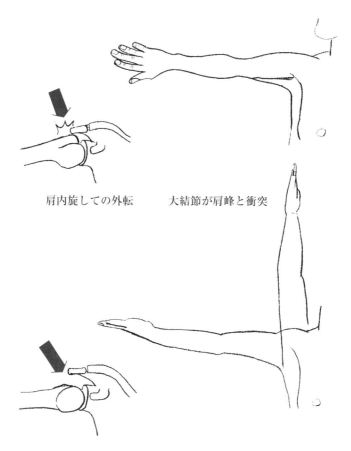

肩内旋しての外転　　　　大結節が肩峰と衝突

肩外旋しての外転　　　　大結節が後方へ行きさらに外転可能

1章17　肩の外転

Teaching Point

手の甲を前に向けて肩外転すると大結節が肩峰に衝突し 115 度以上挙上できない.
手掌を上に向けると大結節が後方へ逃げるのでフルに外転できる.

**スキル
アップ**　impingement 症候群

　起立位で挙上するばかりでなく，草取りなどのように，体を前屈位で腕を前や外に伸ばすような作業の反復でも結果的に同じことです．衝突というより，このような作業の反復で肩回旋板が肩峰と大結節の間に挟まれて impingement 症候群が起こると思われます．

　肩を外旋することにより（手の平を天井に向ける）初めて大結節は肩峰に衝突せずに外転できるのである 1章17 ．外旋障害があれば必ず完全外転はできない．外旋せずに無理に肩の外転を強制されると肩峰がてこになり骨頭の前方脱臼を起こす．

◆ impingement 症候群の診断
・Neer's sign：肩を受動的（passive）に挙上して疼痛が再現される．棘上筋が肩峰の前下縁に当たることによる（感度 64〜68%，特異度 30〜61%）．
・Hawkin's sign：肩を 90 度屈曲し他動的に内旋し疼痛の再現をみる．棘上筋が烏口肩峰靱帯に当たることによる（感度 76%，特異度 48%）．
Painful arc：外転 60〜100 度で疼痛がある．

**スキル
アップ**　Neer's sign, Hawkin's sign を図示してください

　1章18,19 に示します．

◆腱板断裂，損傷の診断
・External rotation test：上腕を下ろし肘 90 度屈曲（小さく前へならえ）して患者に外へ外旋させ検者が抵抗を加える．筋力低下か疼痛があれば陽性（感度 63%，特異度 75%）．
・Drop arm test：肩 90 度外転させ，ゆっくり下ろせずストンと落ちる（感度 24%，特異度 93%）．

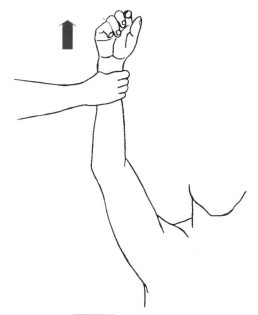

1章18 Neer's test

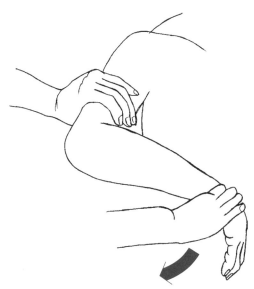

1章19 Hawkin's test

◆上腕二頭筋長頭腱炎の診断

　上腕二頭筋長頭腱のある結節間溝 **1章16の6** は，肩下垂し，肘90度屈曲し，肩10度から15度内旋したとき真正面にくるので，この位置で触診するとよい．エコーを肩に当てれば容易にわかる **1章20,21**．

　軟部組織用のエコーでなくとも腹部エコーのプローブでも十分である（ただし倍率を最大にして）．エコーでは肩腱板が腫脹してないか（厚さ6 mm以上はimpingement症候群），あるいは断裂してないか，上腕二頭筋腱周囲に液貯留がないか（上腕二等筋長頭腱炎）などを見る．エコーは大変有用な武器であり，これを使うようになってから筆者は肩関節造影を行うことはなくなった．

> **スキルアップ**
>
> ## 上腕二頭筋長頭腱炎のエコーでの見え方を教えてください
>
> **1章21** に示します．

　三角筋が発達していて結節間溝がわかりにくいときは，肩を少し内外旋しつつ触診するとわかりやすい．上腕二頭筋長頭腱炎はここに圧痛がある．

　Speed's test：前腕回外し（手掌を上に向ける）60度肩を屈曲し，屈曲に対する抵抗をかけ結節間溝付近に痛みがでるか．

　Yergason's test：肘屈曲90度で前腕回外（手掌を上へ向ける）し，回外に対する抵抗をかけて痛みがでるか．特に長頭腱の結節間溝からの脱臼傾向のあるとき，陽性にでる．

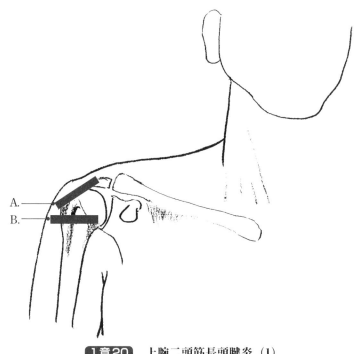

A.
B.

1章20 上腕二頭筋長頭腱炎（1）

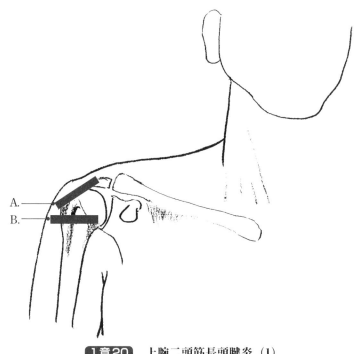
Teaching Point

エコーを当てる位置．上腕骨骨頭は肩峰の真横でなく少し斜め前方にあるので注意．
腱はエコーが垂直に当たらないとはっきり見えない．これを異方性（anisotropy）という．

A での断面　　　　　　　　B での断面

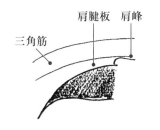
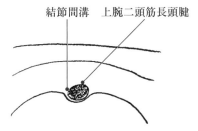

三角筋　　肩腱板　肩峰　　　　結節間溝　上腕二頭筋長頭腱

1章21　上腕二頭筋長頭腱炎（2）

Teaching　Point

左側：回旋腱板の見え方．正常では厚さ6
mm で上に凸．薄かったり凹になっていたら
回旋腱板断裂.
右側：結節間溝の中の二頭筋長頭腱．長頭腱
炎ではこの周囲に水が見える．水がたまると
長頭腱がよく見えるようになる.

　肩峰から後方へ肩甲棘をたどる **1章22**．肩甲棘 **1章22の1** は第3
胸椎棘突起のレベルにあると覚えよう．肩甲骨上角 **1章22の2** は，第
2肋骨のレベルにあるが, fibrosis を起こしやすく, click を触れること
がある．肩甲骨下角 **1章22の3** は第7肋骨レベルにある.

スキル
アップ　　**Click を触れるとは？**

　肩甲骨上角を指で押さえるとゴリゴリした感じがあります.

◆**肩の不安定性の診断（習慣性脱臼のような）**
　Drawer test：骨頭をつかんで前方, 後方へと引き出してみる．正常で
は前方への動きはわずかである．後方へは臼蓋の半分位の幅の動きがあ
る.
　Crank test（Apprehension test）：肩を外転・外旋（手を挙げてあい

さつする格好）し，検者の母指で骨頭を後ろから押し，患者の顔に注目する．痛みではなく，はずれそうな感じを陽性とする．前方不安定性をみる．

◆ SLAP lesion
　肩関節鏡が行われるようになってわかってきた概念にSLAP（Superior labrum anterior posterior）lesionといわれるものがある．野球のような投球動作で上腕二頭筋の付着する関節唇の前上方が剥がれかかり，ピッチャーのいわゆる「dead arm」の原因となるものである．ただこれは身体所見からは診断できず関節鏡診断になるので，投球動作後の肩関節痛の場合はSLAP lesionの可能性も考えたほうがよい．

◆肩関節周囲炎 frozen shoulder
　突然肩周囲に激痛が起こり，続いて肩関節拘縮が起こり，やがて1年前後で軽快していくもの．器質的異常がなく，肩をあまり使わないような人や手先の仕事をするような人で起こる．肩前方の腱板間隙部（rotator interval）や後方の方形腔（quadrilateral space）の炎症，烏口突起炎などが原因といわれる．

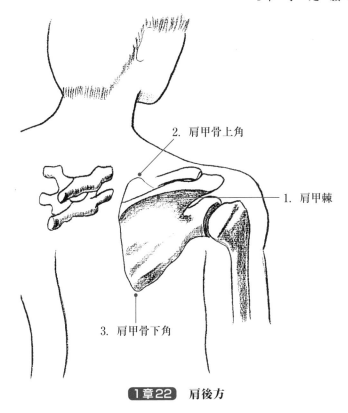

2. 肩甲骨上角

1. 肩甲棘

3. 肩甲骨下角

1章22　**肩後方**

Teaching　Point

肩甲棘は第3肋骨レベルにある．肩甲骨上角は第2肋骨，下角は第7肋骨レベル（「にーさんなー」と覚える）．
背部はランドマークが少ないので知っていると便利．ただし腕を下垂しているときの話．
腕を挙上すると肩甲骨も3対2の割合で回転していく．

4 頸椎の診察

　鎖骨から上の外傷を見たら頸椎損傷の可能性を考え，直ちに装具により頸椎を固定する．正面衝突事故でも追突事故でも頸椎伸展損傷，屈曲損傷いずれも起こりうる（頸椎捻挫の項を参照）．X線で頸椎損傷のないことを確認してから装具をはずす．<u>髄膜炎の際の項部硬直は，前屈のみの運動制限であり，回旋などは制限されない</u>．

　上肢の神経所見を知覚，反射，筋力の三点から確認する．肘屈曲はC5（5本の指で思い切り自分の頬を叩く：肘を曲げるのはC5と覚えよ），肘伸展はC7〔肘をシチッ（7）と伸ばす〕，**1章23**のように手関節の背屈はC6，掌屈はC7，手指屈曲はC8と覚えよう．知覚は図の指でOKを作った範囲がC6である[1]．中指の知覚はC7，小指の知覚はC8である．<u>この母指のC6，中指のC7，小指のC8は一定しており，診断の指標として重要である</u>．正中神経障害や尺骨神経障害は手首より遠位の知覚神経障害であるのに対し，根障害では前腕にも感覚障害がある．しびれ患者1,520例のうち手根管症候群（正中神経障害）が20.3%，肘部管症候群（尺骨神経障害）19%という報告がある[7]．両者とも手術で容易に治せる疾患であるので，手のしびれではまずこの2疾患を否定するのが重要である．

　また感覚消失の境界が明瞭な場合には，低位の末梢神経障害の可能性が大きい．例えば，正中神経障害では環指の真ん中で感覚消失の境界が分かれるが，これは頸椎由来の神経障害ではありえない．ring finger splittingという．反射は上腕二頭筋反射（肘屈曲）がC5，腕橈骨筋反射がC6，上腕三頭筋反射（肘伸展）がC7である．肘からC5→C6→C7と覚えよ！

　突然の錐体路障害で，一過性に弛緩性麻痺と腱反射減弱を呈することがあるが，病的反射（Babinski反射）は存在する．重要なのは腱反射の亢進がなくても病的反射が陽性なら錐体路が障害されていると考えることである[2]．

　上肢の腱反射の反射弓はC5からT1にある．両上肢で腱反射がすべて亢進していれば第4頸髄よりも高位で錐体路が障害されており，かつ下顎反射が正常なら，皮質橋路は障害されておらず，病変は橋より下位に

なる．下顎反射は両側の皮質橋路が障害されると亢進する．

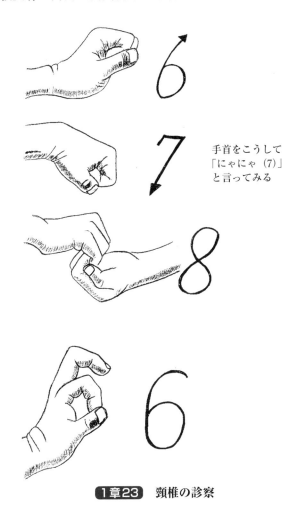

手首をこうして
「にゃにゃ (7)」
と言ってみる

1章23　頸椎の診察

Teaching　Point

手首背屈は C6，掌屈は C7，指屈曲は C8．
指で OK を作ったとき見える範囲は C6 の知
覚（ただし中指は C7）．指で OK を作りなが
ら手関節背屈して C6 が背屈と覚えるのもよ
い．

下顎反射は亢進（++）だけが病的状態で（−），（+）は正常である[2]．

なお，頚椎は7個，頚椎神経根は8本あるため，頚椎では神経根は同一椎体の上から出るが胸椎，腰椎では同一椎体の下から出る．これを「上は上，下は下」と覚える．

スキル
アップ **頚椎症の腱反射の特徴を教えてください**

頚髄症は脊髄の圧迫によるものであるから腱反射の亢進が起こります．

頚椎神経根の圧迫であれば腱反射の低下が起こります．神経根の圧迫の場合，前根のみが障害されて筋力低下のみが起こって知覚障害のない場合があり，Keegan type の神経根障害といわれます．

例えば，第6頚椎神経根は第6頚椎の上から，第5腰椎神経根は第5腰椎の下から出る．

頚椎椎間板ヘルニアで椎間孔が狭窄していると頚椎を伸展かつ患側へ側屈すると患側上肢への放散痛が見られる（Spurling's test）．放散痛のひどい患者では肩を外転して神経根をリラックスさせると楽になることがあり，shoulder abduction relief sign という．（手を頭にのせている）

神経根症の痛みは，僧帽筋上縁付近の痛みは C5 か C6，肩甲骨部あるいは肩甲骨間部の痛みは C7 か C8 といわれる[8]．右手で「5，6」と言いながら左肩をたたき，次に右手を後ろに回して肩甲間を「7，8」とたたいて覚える．

神経根症のほとんどは片側頚部痛で発症し，頚部痛が前駆せず，上肢痛やしびれで発症することはまずない．一方，脊髄症の多くは指のしびれで発症し頚部痛はない．だから指のしびれが主訴で頚部痛先行がなければ，脊髄症か絞扼性末梢神経障害を疑い，神経根症は除外してよい[8]．

脊髄症（myelopathy）で指を閉じると小指が離れて付かない現象の見られることがあり，これを finger escape sign（小指離れ徴候）という．

ひどくなると環指，中指も離れる．

10秒間に手掌を下にしてできるだけ速く，グー，パーを繰り返すの

を，10秒テスト（grip and release test）といい，正常者では25〜30回である（やってみるとよい）．これが20回に達していない場合，脊髄症を疑う．定量的に簡単に評価でき，便利である[9]．

脊髄症での手のしびれの範囲は，神経根の圧迫の場合とは異なる．

C3/4間で脊髄が圧迫されると2/3の症例で全指尖がしびれ，C4/5では半分の症例で1-3指がしびれ，C5/6では半分の症例で3-5指がしびれる．C6/7では指のしびれは起こらない[3]．

これはC5神経根はC5椎体の上から出るが，脊髄内においてはC5神経はC5椎体の上の上（C3/4）にあるからである．脊髄内の神経の位置はC2とC3椎体間レベルにC4，C3/4にC5，C4/5にC6，C5/6にC7，C6/7にC8がある．覚え方は簡単で2, 3→4. 3, 4→5. 4, 5→6. 5, 6→7. 6, 7→8と覚えればよい．

また機序がはっきりしないが脊髄症で多発性神経炎と似た両手と両足のしびれを起こすことがあり，Babinskiの有無に注意しよう．

視床の小病変で，手のしびれに口周囲のしびれを伴う口手症候群のことがあるので，手のしびれの場合は口（舌も）のしびれがないか聞いておく．

Pancoast腫瘍は肺尖から上方へ進展し腕神経叢を下から侵すから小指のしびれから始まる．小指のしびれをみたらPancoastも念頭に置け．その他，手内筋の萎縮やHorner症候群の起こることもある．頸椎X線正面では必ず第1肋骨下の軟部組織（apical cap）増大に注意！

突然の頸部痛の原因としてCrowned dens syndrome（第2頸椎歯突起後方の横靱帯石灰化による偽痛風），石灰化性頸長筋腱炎（環椎前方の石灰化による偽痛風）があり，いずれもCTでわかる．リウマチ性多発筋痛症（PMR）の治療はプレドニン10〜20 mg/日で十分なはずであり30 mg 1週間で反応しない場合はPMRでないと思え．またPMRを疑った場合，必ず血液培養も提出する．

◆頸椎X線のチェックポイント[4]~[6]　1章24

頸椎X線は外傷では3方向（正面，側面，開口位正面）撮るのが基本である．頸椎側面写真が重要であるが，頸椎損傷で側面X線を撮る場合，両手を尾方へ引っ張り，極力第7頸椎まで写るようにする．椎間板

変性などでは必要に応じ斜位 X 線を撮り椎間孔を調べる．CT を優先してもよい．

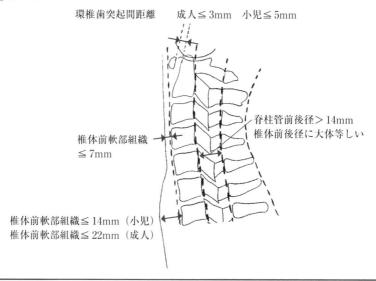

環椎歯突起間距離　　成人 ≦ 3mm　小児 ≦ 5mm

脊柱管前後径＞14mm
椎体前後径に大体等しい

椎体前軟部組織
≦ 7mm

椎体前軟部組織 ≦ 14mm（小児）
椎体前軟部組織 ≦ 22mm（成人）

Teaching　Point

4 つのラインが滑らかなライン上にあるか確認．最後方のラインは C1 を含めない．

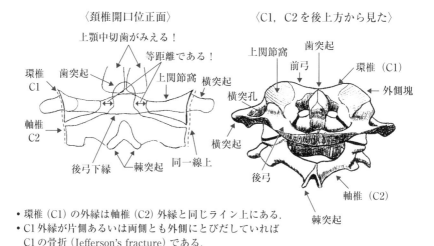

〈頚椎開口位正面〉

上顎中切歯がみえる！
等距離である！
上関節窩
歯突起
横突起
環椎 C1
軸椎 C2
後弓下縁　　棘突起　　同一線上

〈C1，C2 を後上方から見た〉

上関節窩
歯突起
前弓
環椎（C1）
横突孔
外側塊
横突起
後弓
軸椎（C2）
棘突起

・環椎（C1）の外縁は軸椎（C2）外縁と同じライン上にある．
・C1 外縁が片側あるいは両側とも外側にとびだしていれば
　C1 の骨折（Jefferson's fracture）である．
・C1 の両側とも同じ方向にずれていれば頭の回旋による．

1章24 頚椎 X 線のチェックポイント

1) 4つのラインのアラインメントが滑らかであるのを確認 `1章24`

4つのラインは皆前方に凸である.

4つのアラインメントのうち，棘突起を結ぶ線ではC1は含めない.

頚椎が前方亜脱臼しているとき，それが生理的なものか病的なものか見分け方のコツがある. 病的なときはアラインメントの変化が急でかつ損傷のある場所に限られるが，生理的なときは頚椎全長にわたり予測可能な範囲でずれが存在することである[5]. 小児ではC2/3で亜脱臼に見えることがある.

2) ひとつずつ骨の輪郭（前から後ろまで）と椎間板の厚さを追う

椎間板の厚さは頚椎ではどれも大体等しい.

3) 計測

①Atlanto-axial distance（環椎歯突起間距離）

　成人≦3 mm 以下

　小児≦5 mm 以下

　これ以上に開大しているときは環軸椎亜脱臼である.

②棘突起間の距離

　第2-3棘突起間は他よりも幅が広いが，第3棘突起以下は棘突起間は大体等しい[5]. 部分的に開いてないか（fanning）注意.（脱臼,骨折）

③椎体前縁の軟部組織の距離（7の倍数で覚えるとよい）

　C2-4レベルで成人/小児≦7 mm

　C4レベルで椎体前の軟部組織距離はC4椎体前後径の4/10を越えない[6].

　C6レベルで：小児≦14 mm（C2〜4レベルの約2倍）

　　　　　　　成人≦22 mm（C2〜4レベルの約3倍：7×3＋1）

④脊柱管前後径＞14 mm，12 mm以下は狭窄.

　脊柱管前後径は椎体前後径に大体等しい.

⑤頚椎正面像で頚椎か胸椎かは横突起で判断する. 頚椎横突起は下向き，胸椎横突起は上向きである. 肋骨付着部の横突起が下向きなら頚肋と判断する.（「ピカチュウ」の耳のように胸椎横突起は椎体の上方寄りから出るので注意. 頚椎横突起は椎体下方寄りから出る）.頚椎棘突起が一直線上にあることを確認する. 椎間関節の片側脱臼

があると棘突起が横にずれる．なお棘突起はC2からC5は9割で二股に分かれているがC6は5割，C7は1割である（正面像でわかる）．

参考文献

1) Hoppenfeld S：Physical examination of the spine and extremities. Appleton-Century-Crofts, Conneticut, 1976
2) 黒田康夫：神経内科ケーススタディー．新興医学出版，2002
3) 平林　洌，里見和彦ほか：単一椎間固定例からみた頸部脊椎症の神経症状―とくに頸髄症の高位診断について．臨整外　19：409-415，1984
4) 寺沢秀一，島田耕文，林寛之：研修医当直御法度．三輪書店，1996
5) Harris JH：The radiology of acute cervical spine trauma, Williams & Wilkins, 1978
6) Gerlock AJ：The advanced exercises in diagnostic radiology, The cervical spine in trauma. WB Saunders, 1978
7) 神津　仁：しびれの診方．JIM 16：706-711，2006
8) 田中康久：中下位頸椎の症候．脊椎脊髄　18（5）：408-415，2005
9) 和田英路：Myelopathy hand．脊椎脊髄　18（5）：573-577，2005

⑤ 腰の診察―腰痛の診断

◆腰痛の7割は確定診断ができない

　腰痛症は大変頻度の多い疾患であるが，MRIなどをもってしても，その多くは原因が確定できない．発症時の症状が強烈な割には予後良好であり，3割は1週間で軽快し，9割は2週間で軽快する[9]．坐骨神経痛があるとやや経過は遅く1/3が2週間で，75％は3カ月で軽快する[9]．坐骨神経痛で手術に至るのは10％に過ぎない[11]．家庭医を受診した腰痛患者の70％が診断確定できず，椎間板ヘルニアが4％，脊椎圧迫骨折4％，脊柱管狭窄症3％，脊椎すべり症3％，悪性腫瘍0.7％，化膿性脊椎炎にいたっては0.01％である[1]．したがって，急性腰痛に対して最初から癌や感染症を目標にした血液検査や画像診断を行うことは適当でない．

◆赤旗兆候（red flags）に注意し重大疾患を見逃さない

　癌や化膿性脊椎炎，圧迫骨折をルールアウトする赤旗兆候（red flags）といわれる質問事項がある[2)~4)]．

　一般的な red flags としてまず1カ月以上続く腰痛，夜間の安静時痛がある．

　癌を見つける red flags：年齢50歳以上（感度0.77，特異度0.71），癌の既往（感度0.31，特異度0.98），説明のつかない体重減少（感度0.15，特異度0.94），夜間の安静時痛（感度0.90以上，特異度0.46），化膿性脊椎炎に対する red flag：静注乱用・尿路感染・皮膚感染（感度0.40，特異度NA），脊椎の打痛（感度0.86，特異度0.60），発熱・悪寒，免疫抑制状態．

　圧迫骨折に対する red flags：年齢70歳以上（感度0.22，特異度0.96），外傷の既往（感度0.30，特異度0.85），ステロイド使用（感度0.06，特異度0.995）[2)]．

　身体所見では馬尾神経圧迫症状，特に肛門周囲の saddle anesthesia，膀胱障害（尿閉，頻尿，overflow incontinence），下肢のひどい神経症状，肛門括約筋の弛緩などに注意する．

　なお20歳以下の腰痛を red flag に含めることがある．腫瘍（lymphoma，leukemia，osteoid osteoma）の場合があるからである．

◆赤旗兆候のない腰痛では1カ月は画像診断不要

　以上の症状がなければ，とりあえずただの腰痛と考え，画像診断などの精査は1カ月はしなくてよい．

◆腰痛の性状から多くの腰痛を鑑別できる

　脊椎由来の腰痛であれば大体動作と関係する．一方，内臓由来の腰痛，たとえば膵炎，十二指腸潰瘍，腎盂腎炎，尿管結石などは動作とあまり関係がない（ただし膵炎の場合，丸くなったほうが楽ではある）．この点は，腰痛が脊椎由来か内臓由来かの大きな鑑別点である．

　また安静時痛（寝返りのときでなくじっと寝ていても痛い）は赤旗兆候に入っているように炎症や癌を疑う重要な症状である．普通腰痛は安静で楽になるが，強直性脊椎炎では安静にしても痛むため患者は夜歩き

回るのが特徴である.

　腎盂腎炎なら発熱，CVA（costovertebral angle）の打痛がある（腎盂腎炎の唯一の症状である）．尿管結石なら腰から鼠径部，陰囊，大陰唇への放散痛を伴う仙痛（colic pain）があるし，エコーで水腎症があれば有力な根拠となる．膀胱尿管接合部に結石があるとき，カラードップラーを膀胱を介してザラザラした石に当てると，その遠位にキラキラしたモザイク状の信号変化がみられる（twinkling artifact）．腎梗塞ならたいてい心房細動，血尿があるし，疑ったら造影 CT を行う．腹部大動脈解離は腹痛，腰痛を伴うショック状態であるが，脊髄への Adamkiewicz artery（T10からL3の間で大動脈から起こる主要な神経根動脈で下部胸髄から腰髄を栄養し前脊髄動脈となる）の破綻で両下肢麻痺を起こすこともある．また腹部大動脈瘤破裂で腸腰筋に血液が流れ込み，股関節を屈曲するいわゆる psoas position をとることがある．また腸腰筋膿瘍も psoas position をとることが多い．軽度の腸腰筋の硬直は健側を下にして側臥位とし患側の大腿を伸展して検出する（psoas test）．胸部大動脈瘤解離は前胸部から背部，腰へと痛みが移動することがある．皮膚表面のピリピリした（やけどのときのような，時折電気が走るような）痛みのときはいまだ発疹がなくとも帯状疱疹の可能性を考える．発疹の出ない帯状疱疹があり zoster sine herpete（無疱疹性帯状疱疹）という．タイターは上昇する．胸腰椎移行部の骨折の場合，痛みは腰部下方に感じることが多いので（関連痛：胸腰椎移行部の神経根後枝が臀部に分布する）要注意である．特に老人で尻餅の後，腰部下方や側腹部を痛がる場合，腰椎下部のみの X 線が撮られ，第12胸椎や第1腰椎の圧迫骨折が見逃されることがよくある．また内科で肋間神経痛などと診断されているものの多くは脊椎の圧迫骨折である．

　下肢への坐骨神経痛があれば，腰椎椎間板ヘルニアなどの神経根障害が疑われる．間欠性跛行がある場合は，血管閉塞による場合と腰椎脊柱管狭窄症のように馬尾神経圧迫による場合がある．脊柱管狭窄症のときの坐骨神経痛は立っただけでも生じるが，血管閉塞による下肢の痛みは歩行により出現する．坐骨神経痛は下肢近位では痛み，遠位ではしびれが主体となることが多いが，血管閉塞では下肢遠位の歩行時痛が主体である．鑑別は脊柱管狭窄は下肢神経症状の存在により，血管閉塞は下肢の血管の触診，ドップラーにより推定できるし，足関節の収縮期血圧/腕

の収縮期の血圧（ABI）＜0.9 のときは下肢血管閉塞を考える．

　足背動脈が触れれば血管閉塞が否定できるわけではないことに注意しよう．両下肢のしびれでは多発性神経炎も考える．坐骨神経は最も長い末梢神経であるから一番やられやすい．しびれが下腿の 1/2 より上行すると両手のしびれも起こりやすいといわれる．

　多発性神経炎の鑑別診断は DANG THERAPIST である．

　すなわち，DM, Alcohol, Nutritional, Guillain-Barré, Toxic（heavy metals, drugs），Hereditary（Charcot-Marie-Tooth, Dejerine-Sottas, Refsum）Renal, Amyloidosis, Porphyria, Infectious, Systemic, Tumor である．多発性神経炎と神経根障害との鑑別点は，多発性神経炎では下腿の前も後も同じように知覚障害があるが神経根障害では，その神経根支配域のみの知覚障害である．多発性神経炎の最も多い原因は DM だが，20～25％は原因が不明で老人の sensory distal symmetrical polyneuropathy が多く足の痛み，しびれ，灼熱感を伴う small fiber polyneuropathy である（反射や振動覚障害の時は太い知覚神経の障害）．

　また下肢麻痺のみがあるとき，脊髄の変化だけを考え勝ちであるが，脳の頭頂部病変（前大脳動脈の脳梗塞，髄膜腫など）でも起こりうることを思い出そう．Babinski の有無に注意！

　骨に高頻度に転移する癌は乳癌，前立腺癌，肺癌，腎癌，（「乳の前の俳人」と覚える）で消化器癌（結腸癌，直腸癌，胃癌，膵癌，肝癌）の骨転移は少ない．脊椎転移癌の検索は原発不明の場合，乳房，前立腺，肺，造血器に標的を絞ると効率的といわれ消化管の検索は不要なことが多い．消化器癌の場合，治療歴のあることが多い．また前立腺癌の99％，乳癌の20％は造骨型である[8]．腎癌は100％溶解型である．骨転移は組織学的には腺癌（低分化＞高分化），未分化癌に多く扁平上皮癌は少ない．低分化癌は細胞間癒着が弱くて遊離しやすく血中に入りやすいからである．原発巣で線維化傾向の強い硬癌（乳癌，胃癌）は間質反応が強く造骨型を呈することが多い．高カルシウム血症は腺癌より扁平上皮癌で多い．

　なお第5胸椎より上は骨粗鬆症による骨折は起こりにくく，もし骨折があったら転移癌を考える．MRI で椎体だけでなく棘突起まで信号変化があるときは転移を考える．

◆歩く姿でかなりのことがわかる

　診察室に入ってくる患者を横目で観察しておく．急性腰痛では少し前
屈み（腰椎前弯減少：急性腰痛でなぜこうなるのか実はわかっていない）
で歩くし，股関節病変で股関節の外転筋である中臀筋筋力が弱いとアヒ
ルのように体を左右に振りながら歩く（Trendelenburg 跛行）．大臀筋
が弱いときは，体を後ろへ反らして歩く（筋ジストロフィー）．下肢に痛
みがあるときは，患肢への荷重時間を最小限にするようにヒョコヒョコ
歩く（疼痛性跛行）．老人で腰椎椎間板変性がひどいと前屈し，進行すれ
ば手を膝の上に置いて歩くが軽度のうちは股関節，膝関節で代償して脊
椎をうしろへ反らして歩くこともある（216 ページ参照）．美人ならモン
ローウォークかもしれない．さすがにムーンウォークで入ってくる患者
は見たことがない．

◆診察はパンツ一丁にして行う

　診察は必ずパンツ一丁にして行う．さもないと帯状疱疹を見逃したり
する．椎間板ヘルニアが神経根の内側にあるときは健側凸の側弯，ヘル
ニアが神経根の外側にあるときは患側凸の側弯になるといわれる．

　1章25 を見て大体の骨の位置関係を把握し，自分の骨を触ってみよ
う．

　両腸骨上縁を結ぶ線は Jacoby 線といわれ，第 4 腰椎棘突起あるいは
第 4/5 腰椎棘突起間になる．仙腸関節は後方のごく限られた範囲（後上
腸骨棘の下方）で直接触診できるところがある（1章25 の○の部分）．

強直性脊椎炎（日本全国で3,000例くらいある）などでここに圧痛がないか確認する．坐骨結節は股関節を屈曲させたほうが触れやすい．

　前方の上前腸骨棘，側面の大転子も位置を同定できるようにしておく．体の前後屈，側屈，捻転などをみる．腰椎由来の痛みであれば体動と関係する．<u>棘突起の打痛は圧迫骨折など脊椎の限局した病変を疑う</u>．

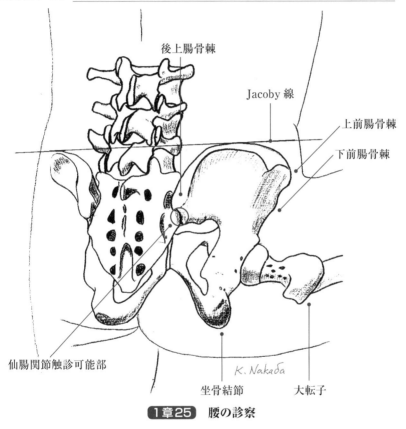

後上腸骨棘

Jacoby線

上前腸骨棘

下前腸骨棘

仙腸関節触診可能部

K. Nakada

坐骨結節

大転子

1章25　腰の診察

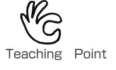

Teaching Point

自分の骨を触ろう．上前腸骨棘，大転子，坐骨結節（股関節屈曲して触れ）の3カ所からスタート．後上腸骨棘の下方が唯一，仙腸関節を直接触診できる場所．坐骨神経は坐骨結節と大転子の中間を走る．

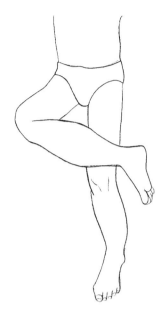

1章26 Fabere test（flexion, abduction, external rotation, extention）

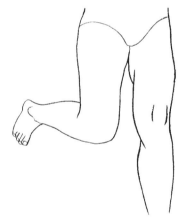

1章27 Fadire test（flexion, adduction, internal rotation, extention）

CVA（costovertebral angle）の打痛は腎盂腎炎などの腎疾患を疑う．腹部は特に動脈瘤が触れないか触診する．

　股関節を動かし，股関節病変がないか確認しておく．股関節では特に内旋障害が起こることが多いので，内旋障害があったら股関節病変を疑

う（股関節の診察の項 130 ページ参照）．変形性股関節症なのに腰椎椎弓切除が行われた例があるから腰椎正面像は必ず股関節も含めて半切フィルムで撮るとよい．

　仙腸関節病変に対しては Newton's test（1：仰臥位で腸骨を後方へ圧迫，2：恥骨を後方へ圧迫，3：伏臥位で仙骨を圧迫）や fabere test（股関節を flexion, abduction, external rotation, extension を同時に行う），fadire test（股関節を flexion, adduction, internal rotation, extension を同時に行う）などで確認する．

> **スキル アップ**　**Fabere test, Fadire test を図示してください**
>
> **1章26,27** に示す．

◆神経所見は L4,L5,S1 の異常を確認する

　下肢への放散痛がある場合はその位置を聞く．L3/4 のような高位椎間板ヘルニア（L4 神経根障害）の場合は，大腿神経に沿って大腿前面から膝内側にかけて放散痛があるし（膝疾患と間違われる），L4/L5 や L5/S1 のような下位椎間板ヘルニアなら坐骨神経に沿って大腿後面から下腿外側，後面，さらに足指に放散することもある．足背への放散痛なら L5，足底なら S1 の神経根症状である．

　1章28 からわかるように L4/L5 のヘルニアの場合，L5 と S1 の神経根が障害される．L5/S1 ヘルニアでは S1 神経根が障害される．

　脊椎椎間で硬膜内の最外側（一番狭い場所）に位置する神経はそのレベルで分岐して硬膜外へ出ていく神経である．例えば L4/L5 椎間であれば硬膜内で，最外側にあるのは L5 神経で，その内側に S1 がある．この位置で，ヘルニアが硬膜内でいちばん狭いところにある L5 神経を障害せずにそれより広い所にある S1 神経を障害することは考えにくい．つまり L4/5 のヘルニアでは L5 と S1 の 2 つが障害されることはあっても S1 単独障害は起こりえない[5]．

　腰椎椎間板ヘルニアの 9 割は L4/5 と L5/S1 の 2 つの椎間板で起こるからヘルニアを疑ったときは L4，L5，S1 の神経症状を反射，知覚，筋

力の3点から確認すればよい．調べるべき反射は2つ，膝蓋腱反射
（PTR）とアキレス腱反射（ATR）である．膝蓋腱反射はL4を見ている
（膝蓋腱は大腿四頭筋だからL4と覚える）．アキレス腱反射はS1を見て
いる（Achillesの1番のウィークポイントと覚える）．アキレス腱反射は
老人では消失していることも多く陰性だからS1病変があるとは限らな
い（尤度比に有意差なし）．知覚は脛骨稜の内側がL4，外側がL5である
`1章28`．

特に母趾と第2趾の間はL5の固有領域である．足底はS1である．

特に外果の下方はS1の固有領域である．筋力は足関節の内反がL4，
足関節背屈，足趾背屈がL5（足趾5本反ってL5と覚える）．足関節外反
と底屈，足趾底屈がS1である．足関節底屈力減弱はS1病変を見るに感

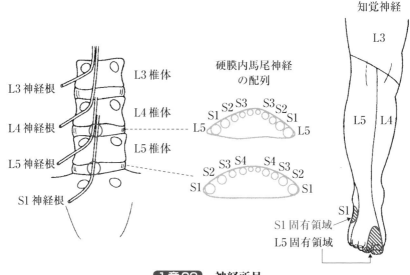

`1章28` 神経所見

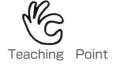

Teaching Point

L4/5ヘルニアではL5とS1神経根が障害さ
れ，L5/S1ヘルニアではS1神経根が侵され
る．脛骨稜の内側がL4，外側がL5，母趾と
第2趾の間はL5固有領域．外果の下方はS1
の固有領域．

度 43%，特異度 82%，陽性尤度比 26.6 と非常に高い．つまり S1 病変を見るにはアキレス腱反射減弱より底屈力減弱のほうがあてになる．

> **スキルアップ**
> ### 内反と外反が実際診察しにくいのですが，コツを教えてください
> 　内反は内側に足底を向ける動作であり，外反は外側に足底を向ける動作です．

　大雑把にはつま先立ち（S1）と踵立ち（L4, L5）ができるか見ればよい．以上から椎間板ヘルニアが L4/5 か L5/S1 か同定できる．

　大腿周囲長（膝蓋骨の 10 cm 上で計測），下腿周囲長（一番太い位置で計測）も筋萎縮を見るのに重要である（特に 2 cm 以上の差）．

　SLR（straight leg raising）はヘルニアに特徴的なサインであるが，70 度以上の挙上では健常人でも膝窩部のつっぱりを訴える．

> **スキルアップ**
> ### 実際にはどこを痛がるのが典型ですか
> 　SLR は膝を伸展して踵を天井方向へ挙上していき，臀部から膝より下方まで放散する痛み（坐骨神経痛）を訴えれば陽性です．

　SLR はギラン・バレーのような神経根を含む急性多発神経根炎でも陽性に出ることがある．

　SLR と筋線維束攣縮（筋肉のピクピクした自発収縮）は，末梢神経近位部の神経根に病変があることを示す．脊髄前角細胞の障害でも筋線維束攣縮が起こるが，SLR が出ることはない．

　Crossed SLR（健側下肢挙上で患側の痛みを訴える）は陰性のことも多いが，あればヘルニアのさらに有力な証拠である．L3/4 の高位椎間板ヘルニアでは FNS（femoral nerve stretching：伏臥位にして下肢を天井に向かって持ち上げると大腿前面に放散痛を訴える）テストが陽性に出る．

◆画像診断は MRI が優れる

　赤旗兆候がないときの腰痛は画像診断は 1 カ月は不要である．腰痛の画像診断は MRI が最も優れている．しかし腰痛の早期に MRI を撮るとコストが増えまた手術数も増えるといわれる．MRI で異常があるからといってそれが腰痛の原因とは限らない．撮影は単純 MRI でよい．脊椎手術予定患者で椎間板突出と瘢痕組織との区別が必要なとき Gd 撮影を追加する．ただし GFR＜30 m/mL の時は NSF（nephrogenic systemic sclerosis）の危険があるのでやめよ．癌，感染の否定には血沈，CBC，検尿を行う．MRI は水素原子の信号を見ている．人体で H の一番多いのは水と脂肪（−CH_3）である．水は T1 で黒く見える．これを「イチコロ」と覚える．「水は T1 でクロ」である．T2 では逆になり水は白く見える．骨折が起こると組織は水っぽくなるから椎体は T1 で黒，T2 で白に見える．骨折が一番よくわかるのは STIR（脂肪抑制）で，まっ白に見える．

◆腰椎 X 線読影のエッセンス　1章29

　腰椎 X 線読影は，実際に X 線をスケッチして解剖書あるいは脊椎標本と見比べ，解剖名を書きこんでいくのが一番力がつく方法である．

　腰椎正面は必ず股関節を含め撮るとよい．骨だけでなく軟部組織も見る．後腹膜腔は脂肪が豊富で筋肉，肝，腎，脾と濃度差が生ずるため X 線でその輪郭が追える．膵はその後方には脂肪があるが，覆われていないため X 線で見えない．子宮や卵巣も周囲に脂肪がないから見えない．正常でガスのあるのは胃，十二指腸，大腸である．小腸にはない．ただし老人では小腸ガスの見られることがある．

　腸腰筋（iliopsoas m.）は腰椎横突起から出て大腿骨小転子に付く．腸腰筋膿瘍で腸腰筋の左右の輪郭が違って見えることがある．腰方形筋（quadratus lumborum m.）は腸骨に付着するからそこで終わる．大臀筋（gluteus maximus m.）は腸骨の少し下方に見える．側腹部では側腹線（flank stripe）があり，腹水があると，側腹線と上行結腸の間が 2 mm 以上の water density になる（flank stripe sign）．

　よく見ると側腹線の外側にさらに腹横筋，内腹斜筋，外腹斜筋があるのがわかる（1章30）．側腹線を形成する脂肪層は，これらの一番内側の層であるので間違えないように．

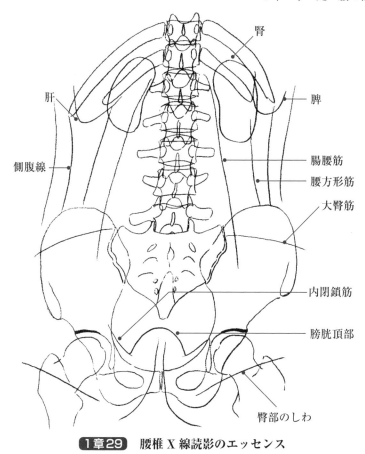

腎

脾

肝

腸腰筋

腰方形筋

側腹線

大臀筋

内閉鎖筋

膀胱頂部

臀部のしわ

1章29 腰椎 X 線読影のエッセンス

　側腹線は，下方で内閉鎖筋の上の脂肪層に連続し，さらに膀胱頂部へ移行する．

　股関節の関節液貯留を見るには **1章31** 周囲の中殿筋が外へ押される gluteus medius sign, 腸腰筋が押される iliopsoas sign, 内閉鎖筋が押される obturator internus sign がある．涙痕−骨頭間距離の左右差も液貯留を疑う（X 線上，骨頭の内方で寛骨の涙に見える部分を涙痕（tear drop）という）．しかし股関節の関節液の検出にはエコーのほうが鋭敏である．

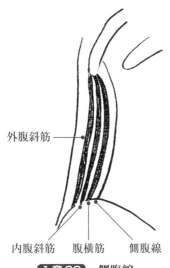

外腹斜筋

内腹斜筋　　腹横筋　　側腹線

1章30 側腹線

Teaching　Point

側腹線の外側に 3 つの筋肉が見える. 側腹線
は最内側の脂肪であるので間違えないこと.

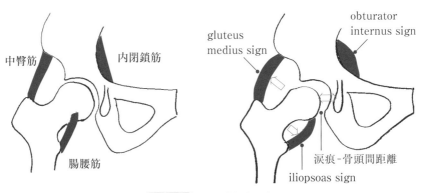

中臀筋　　　　　　　内閉鎖筋

gluteus
medius sign

obturator
internus sign

腸腰筋

涙痕 - 骨頭間距離

iliopsoas sign

1章31 股関節液貯留

Teaching　Point

股関節液貯留は中殿筋, 腸腰筋, 内閉鎖筋に
付随する脂肪の偏位でわかる.

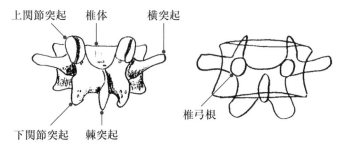

上関節突起　椎体　横突起

下関節突起　棘突起

椎弓根

1章32 脊椎正面像

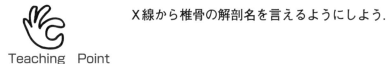

X線から椎骨の解剖名を言えるようにしよう.

Teaching Point

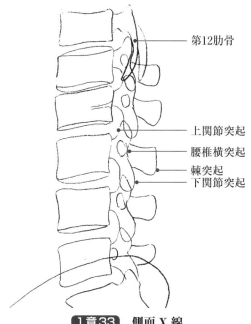

第12肋骨

上関節突起

腰椎横突起

棘突起
下関節突起

1章33 側面 X 線

横突起を指摘できるかな？　第12胸椎には
肋骨が付いている. 椎間板は下にいくにつれ
厚くなるが L5/S1 椎間板は一定しない.

Teaching Point

脊椎正面像では腰椎横突起は L3 が一番大きく，L4 から横突起は上向きになる．

　上関節突起（superior articular process），下関節突起（inferior articular process）の位置をよく観察しよう **1章32**．目玉のように見える椎弓根は癌転移で破壊されやすく，一方の椎弓根しか見えない場合 one-eyed vertebra sign という．椎体静脈は椎体後方で豊富なので，癌転移は椎体後方で始まることが多く，椎弓根を侵しやすい．

　側面像 **1章33** では，椎体は L1 から下にいくにつれ徐々に大きくなるが，L5 は少し小さいこともある．椎間板も L1/L2 から下にいくにつれ厚くなるが，L5/S1 は個人差があり，やや狭くなることが多い．第12胸椎は肋骨が起始していることでわかる．

　胸椎側面 X 線では，第12胸椎がわからない限り，胸椎の番号は同定できない．正面 X 線で気管分岐部は第6胸椎に重なる．

　側面で上関節突起，下関節突起，棘突起の位置に注意 **1章33**．側面で横突起の位置が即座に指摘できればたいしたものである．著者が学生を教育する際，側面で横突起の位置を言えれば腰椎 X 線読影は卒業としていた．斜位 X 線で腰椎をスケッチして解剖名を同定できるようにしよう．

　腰椎分離症では **1章34** のように斜位 X 線で分離部分がスコッチテリアの首輪のように見える．

　脊椎外傷では Denis の three column theory といわれるものがある **1章35**．脊椎を前から anterior, middle, posterior column の3つに分ける．One column 損傷は安定しており，three columns 損傷が最も不安定である．また middle column 損傷は神経症状や不安定性と密接な関係がある．

　脊椎圧迫骨折が新鮮か陳旧性かは MRI でよくわかるが，単純 X 線では難しいことも多い．

　陳旧性ではリモデリングが起こるため，椎体前縁の輪郭がスムーズな凹であることが多い **1章36**．棘突起の打痛があることも傍証になる．

　胸椎正面 X 線では特に脊椎傍線（paraspinal line）に注目するとよい **1章37**．新鮮な圧迫骨折では脊椎傍線が局所的に腫脹していることがある．脊椎傍線は本来脊椎の両側にある軟部組織であるが，左側は正面 X 線で X 線と接線方向になるので左側に見える．

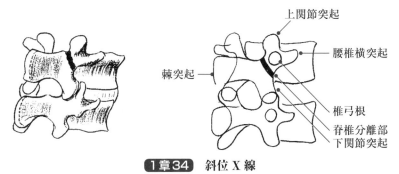

1章34 斜位 X 線

Teaching Point

犬の鼻が横突起，目が椎弓根，耳が上関節突起，前足と後足が下関節突起，尾が棘突起.

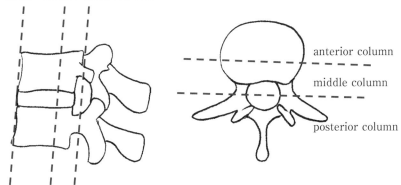

anterior　middle　posterior column

anterior column

middle column

posterior column

1章35 Denis の three column theory

Teaching Point

One column 損傷は安定している. Middle column 損傷は要注意. Three column 損傷は不安定（まあ，当たり前だけど）.

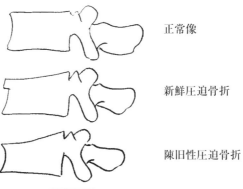

正常像

新鮮圧迫骨折

陳旧性圧迫骨折

1章36 **陳旧性圧迫骨折**

Teaching Point

リモデリングのため, 前縁がスムーズになる.
イレギュラーな場合は, 新鮮骨折の可能性が
ある.

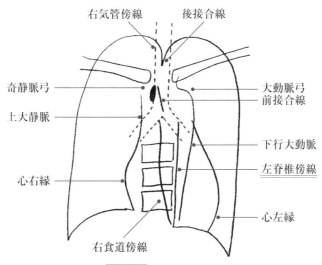

右気管傍線　　後接合線

奇静脈弓

上大静脈

心右縁

右食道傍線

大動脈弓
前接合線

下行大動脈

左脊椎傍線

心左縁

1章37 **胸椎正面像**

Teaching Point

大動脈より内側にある脊椎傍線の腫脹に注
目. 新鮮圧迫骨折が見つかる.

　化膿性脊椎炎では，急速な椎間板の狭小化と隣接の骨の溶解が特徴である．これは血行性感染により細菌が椎体の軟骨終板の下に感染巣をつくり，やがてこれが椎間板へと穿破するためである．一方，椎体の癌転移では椎間板は侵されない．椎間板が狭くなるのが化膿性脊椎炎で，椎間板が正常なのが癌転移である．これは細菌は protease（蛋白分解酵素）を持っているため椎間板を溶かす．一方，骨髄は癌細胞の増殖因子（IGF，TGF-β）を豊富に含むが椎間板には全くないらしく（不毛の地）椎間板は癌に侵食されない[8]．

> **スキルアップ**
>
> **右側はどこに見えるのですか？**
>
> 　右側の脊椎傍線は正面 X 線では X 線と平行にならないために見えません．しかし斜位にすれば見えるようになります．

　癌の骨転移は赤色髄のある central bone である．したがって骨転移を探すのは，頭蓋骨，脊椎，骨盤，肋骨，上腕骨近位，大腿骨近位を第一とし，必要に応じて他の部位を撮影する．稀に血流豊富な指尖に転移する（acrometastasis）．骨転移では骨膜反応はまれである（ないわけではない）．

　椎間板の外側の線維輪は椎体と強い Sharpey fiber と強固に結合しているが（椎体と線維輪は同じ中胚葉由来．髄核は内胚葉），変形性脊椎症（spondylosis deformans）ではこの Sharpey fiber が切れ，椎間板が前方へ突出していく．すると前縦靱帯が付着する椎体が引っ張られて骨棘ができる．この骨棘は椎体の端から数 mm 離れたところにあるのが特徴である **1章38**．後縦靱帯は椎体としっかりした結合がないため，椎体後方には骨棘はできない．変形性脊椎症は椎間板線維輪の変化であり水圧の高い髄核は保たれるため，椎間板の高さは正常である[7]．

　強直性脊椎炎（ankylosing spondylitis）は椎間板線維輪の末梢線維の石灰化，骨化が起こるため（syndesmophyte），椎体から垂直に骨化が起こる（bamboo spine）．変形性脊椎症の骨棘とは異なる．

　椎間板線維輪が変性するのを変形性脊椎症というが，椎間板髄核が変性するのを intervertebral osteochondrosis（これに相当する日本語がな

変形性脊椎症（Spondylosis deformans）

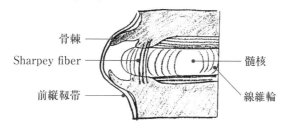

骨棘
Sharpey fiber
前縦靱帯

髄核
線維輪

強直性脊椎炎（Ankylosing spondylitis）

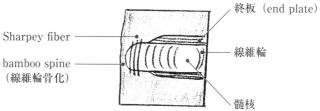

Sharpey fiber
bamboo spine
（線維輪骨化）

終板（end plate）
線維輪
髄核

intervertebral osteochondrosis

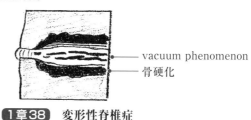

vacuum phenomenon
骨硬化

1章38 変形性脊椎症

Teaching　Point

骨棘は前縦靱帯に引かれ，椎体辺縁から数mm離れたところにでき，椎間板厚は保たれる．強直性脊椎炎は，線維輪自体の骨化なので垂直に骨ができる．Vacuum phenomenonがある椎間板変性では，髄核の水圧がないので骨棘ができない．

い）という．X 線は椎間板内にガス像が見られ vacuum phenomenon と
いわれる．水圧の高い髄核が変性するから椎間板の高さは小さくなるし
骨棘はできない．

◆急性腰痛の治療は NSAID±2 日以内のベッド安静と早期復帰

　以下の各治療に evidence の程度を付記する[3)4)]．（A：strong evidence,
B：moderate evidence, C：limited evidence, D：no evidence）
　急性腰痛に対してはベッド安静が勧められてきたが，必ずしも根拠が
ない[1)3)4)]．2 日以内のベッド安静を勧める（D：根拠はないが害がない）
が，ベッド安静で逆に苦痛を訴える人もいる．「痛かったら寝てていいで
すよ．だけど早く起きても悪くはありませんよ」というスタンスでよい．
薬は NSAID を処方する（B）が筋弛緩剤（C）を追加してもよい（2012
年，The Cochrane Library では整体的治療（manipulation）は急性腰痛
に無効と結論を出した[6)]）．カイロプラクティックは日本では鍼，灸，マッ
サージと違い国家資格はないので注意されたい．理学療法として暖めた
り（C），冷やしたり（C）してもよい．コルセットは有効である根拠は
ない（D）が，急性期では著者の個人的な経験からも楽になるので，著
者は処方している．
　仙骨ブロックなどの硬膜外注入（C）は根症状のある場合はやっても
いいが急性腰痛のみの場合，根拠はない．椎間関節ブロック（C）やト
リガー注射（C）はガイドラインでは勧められていない．牽引もエビデ
ンスはない．要するに急性腰痛では NSAID を処方し，ひどければ 2 日
以内のベッド安静を勧めて早期に日常生活に戻させる．
　急性腰痛は，痛みが楽になり始めたら徐々に腰背部の筋肉，および腹
筋のストレッチと筋トレを始める．重量物を挙上する場合，必ず膝を曲
げてお尻を落とし極力背中を垂直にして行う．膝を伸展したまま前屈し
てはならない．

参考文献

1) Primary Care Collection from The New England Journal of Medicine（伴信太
　　郎訳）．pp39-50, 南江堂, 2002
2) Jarvik JG et al：Diagnostic evaluation of low back pain with emphasis on

imaging. *Ann Intern Med.* 2002 ; 137 : 586-597

3） Agency for health care policy and research : Acute low back problems in adults : Assessment and treatment. Quick reference guide for physicians, No. 14. Washington, DC : US Dept of health and human service, AHCPR, 1994

4） Atlas SJ, Deyo RA : Evaluating and managing acute low back pain in the primary care setting. *J Gen Intern Med.* 2001 ; 16 : 120-131

5） 菊地臣一，蓮江光男：腰仙椎部神経症状．pp20-21，金原出版，1996

6） Rubinstein SM et al : Spinal manipulative therapy for acute low back pain. Cochvane Datebase of Systematic Reviews 2012, Issue 9.

7） Resnick & Niwayama : Diagnosis of bone and joint disorders. Saunders, 1987

8） 松本俊夫ら編：癌と骨病変．メディカルレビュー社，2004

9） Chou R, Shekelle P : Will this patient develop persistent disabling low back pain? *JAMA.* 2010 ; 303 : 1295

10） Vroomen PC et al : Predicting the outcome of sciatica at short-term follow-up. *Br J Gen Pract.* 2002 ; 52, 119

11） Frymoyer JW : Back pain and sciatica. *N Engl J Med.* 1988 ; 318 : 291

6 股関節の診察

　股関節を屈曲して坐骨結節 **1章25** を触れてみる．椅子に座るときはここで体重を支えている．ここは大腿二頭筋の起始部であり，ランニング，跳躍などでここの剥離骨折を起こすことがある．腸骨稜を前方へ触れて上前腸骨棘（縫工筋起始部），さらにその下の下前腸骨棘（大腿直筋反回頭起始部）を触れる．この両者とも短距離走などで剥離骨折を起こす．外側の大転子も触れてみる．坐骨結節と大転子の間を坐骨神経は通る．

　股関節の可動域も調べる．股関節疾患では特に内旋障害が起こりやすいので内旋障害を見たら股関節病変の存在を疑う．これは股関節前面に腸骨大腿靱帯（Lig. Iliofemorale）があり，関節包前面を補強している **1章39** が，これは伸展・外転・内旋で最も緊張するため，股関節疾患ではこれとは逆の屈曲・内転・外旋位をとることが多い **1章40**．したがって，内旋ができにくかったら股関節疾患を疑うのである．股関節内旋とは NiziU の縄跳びダンスの足を外側へ跳ねあげる動きであり，内旋＜15 度のとき変形性股関節症の感度 66％，特異度 72％，尤度比 2.4 である[1]．

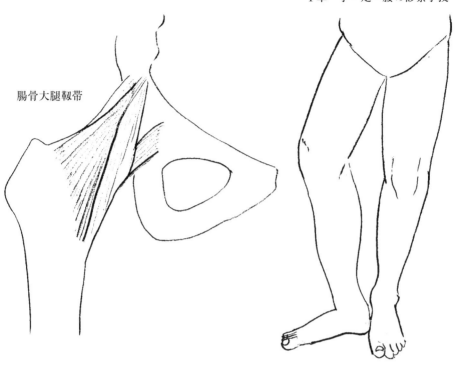

腸骨大腿靱帯

腸骨大腿靱帯は股屈曲・内転・外旋で緩み股関節疾患はこの形で拘縮しやすい.

1章39,40 股関節の診察

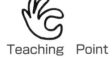

Teaching Point

腸骨大腿靱帯は屈曲・内転・外旋位で緩むため，股関節疾患ではこの図の位置で拘縮しやすい（サッカーのインサイドキックの格好）．
だから内旋しにくかったら股関節疾患を疑う.

　股関節液貯留はX線でもある程度わかるが（**1章31**），正確にはエコーで確定する．骨頭表面の軟骨も水と同様に黒く見えるのでプローブで圧迫して凹むかどうか観察する．凹めば水である.

股関節疾患では，中殿筋筋力が落ちて，体を左右に振ってアヒルのように歩く Trendelenburg 跛行となることがある.

　股関節の内転筋の覚え方は「超白痴短大（小）：長内転筋，薄筋，恥骨筋，短内転筋，大内転筋，小内転筋」と覚える（何の役にも立たない知識である）.

　股関節のバイオメカニクスも最低限知っているとよい.

　1章41 で大腿骨頭を天秤の支点と考えたとき，中殿筋-骨頭距離：骨頭-体中心の距離は 1：3 である. 片足立ちになったとき，体重 1 に対し中殿筋筋力は 3 必要であり，骨頭にはその合力の 4 かかることになる. つまり片足立ちでは骨頭には体重の 4 倍かかることになる. 人工股関節のデザインは，骨頭への合力を減らすため，以前はステムが内側に曲がったカーブのチャンレイ型が使われた. しかし骨頭への合力は減るものの，このデザインはステムの緩みを起こしやすく，最近はステムがまっすぐなものが使われている.

参考文献

1) Katz JN et al：Diagnosis and treatment of hip and knee osteoarthritis. *JAMA.* 2021：325：568-578

7 膝の診察

　膝関節の診察にはその解剖学を知らなければならない. 膝は伸展位と屈曲位では位置関係が全く変化する. 当然だが腓骨は外側にある（意外にわかってないドクターが多い）. 以下，自分の膝を触診しながら確認していただきたい.

　屈曲位で膝蓋腱の両側の皮膚のくぼみに指を置いてみる **1章42**. ここが，関節裂隙であり触診の開始位置である. このくぼみには膝蓋下脂肪体があり，太った人やステロイド使用者では脂肪が肥厚し盛り上がる. この脂肪にごまかされず，自分の指を眼にして骨を触診する. ここから膝関節裂隙を内側にたどると前から順に内側半月板前角，内側側副靱帯，内側半月板後角がある. ここは半月板付着部であり半月板損傷時にはここに沿って圧痛がありその感度は高い（感度 0.76，特異度 0.29）[1] **1章43,44**. 内側側副靱帯自体は，はっきりと触診はできない.

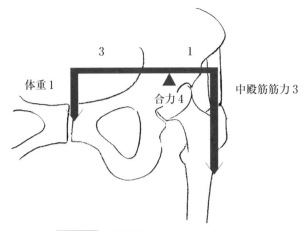

1章41 股関節のバイオメカニクス

Teaching　Point

立位片足立ちで，大腿骨頭には体重1と中殿
筋筋力3の合力である体重の4倍の力がかか
る.

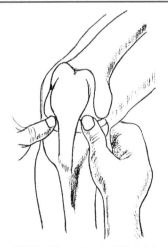

1章42 膝触診開始位置

Teaching　Point

指を目にして膝関節裂隙のくぼみを触ろう.
脂肪にだまされない.

内側側副靱帯損傷では関節裂隙でなく靱帯の骨付着部に圧痛があることが多く，エコーを当てると健側肢に比し腫脹する 1章44 ．膝蓋腱に戻り，ここから下へたどると脛骨粗面がある．Osgood-Schlatter 氏病はここに圧痛がある．ジャンパー膝は膝蓋骨の下縁または上縁に圧痛がある 1章44 ．

なお，10代，20代の膝の痛みでは，稀に骨肉腫のことがあるので，X線で大腿骨・下腿骨の metaphysis（骨幹端）の骨変化がないか眼を皿のようにして見よ．骨腫瘍の好発部は骨端（epiphysis）が軟骨芽細胞腫（chondroblastoma）と巨細胞腫，骨幹（diaphysis）が Ewing 肉腫，その他の骨原発腫瘍はほとんど骨幹端（metaphysis）に発生する．ここの代謝が一番活発だからである．

膝蓋骨上は滑液包があり，滑液包炎を起こせばここに液貯留や圧痛，発熱がある 1章45 ．膝蓋骨の触診は伸展位のほうがわかりやすい．力を抜かせれば膝蓋骨をずらして裏の関節面を触れることができる 1章46 ．膝蓋骨を外側へずらしたとき患者が非常に怖がることを apprehension sign といい，膝蓋骨脱臼の既往のあるとき見られる．膝蓋骨を左右に動かし crepitus があれば OA（変形性関節症）変化である．

スキル
アップ **Crepitus とはどのような感じでしょうか？**

　膝蓋骨をつかんでその下の大腿骨にこすりつけると，ゴリゴリとした摩擦感が出るときです．

膝蓋骨内側に圧痛があるときは「たな障害」といって内側滑膜ひだの障害のことがある 1章44 ．「たな」とは関節鏡で見たとき，滑膜ひだがちょうど棚のように見えることからこの名がある．

次に脛骨内側顆の裾野を触ってみる．ここには鵞足（pes anserinus）があり鵞足腱炎はここに圧痛がある 1章45 ．鵞足とは内側ハムストリング（膝屈筋）の脛骨付着部である．なお，ハムストリングのハムとはもともと豚のお尻から太股の肉のことをいう．

ここから後方を触れると内側ハムストリング筋群がある．最も後方に硬くコリコリ触れるのが半腱様筋である．

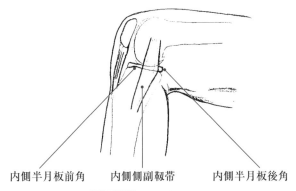

内側半月板前角　　内側側副靱帯　　内側半月板後角

1章43 膝関節裂隙

Teaching　Point

関節裂隙を後方にたどり半月板前角，中節，後角を触れる．半月板損傷では，ここに圧痛がある（変形性膝関節症でも）.

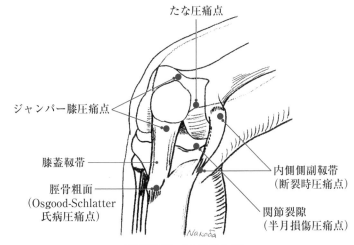

たな圧痛点

ジャンパー膝圧痛点

膝蓋靱帯

脛骨粗面
（Osgood-Schlatter
氏病圧痛点）

Nakaōa

内側側副靱帯
（断裂時圧痛点）

関節裂隙
（半月損傷圧痛点）

1章44 膝蓋骨内側

Teaching　Point

半月板損傷は関節裂隙に圧痛．内側側副靱帯損傷は靱帯の骨付着部に圧痛．ジャンパー膝は膝蓋骨の上縁か下縁に圧痛．脛骨粗面圧痛は Osgood-Schlatter 病，膝蓋骨内側の圧痛はたな障害.

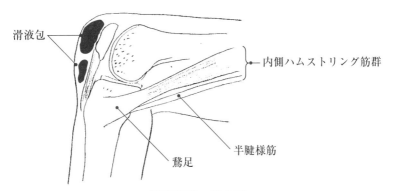

滑液包

内側ハムストリング筋群

半腱様筋

鵞足

1章45 膝内側

Teaching Point

内側ハムストリング筋群の最後方にコリコリ触れるのが半腱様筋. 膝蓋骨の上にブヨブヨあったら滑液包.

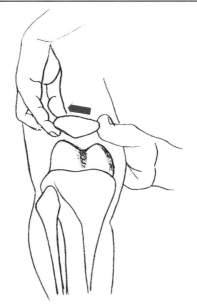

1章46 膝蓋骨の裏

Teaching Point

膝伸展位で力を抜き，膝蓋骨を外に押し出すと膝蓋骨の裏を触れる．膝穿刺はこうして膝蓋骨の裏に入れればよい.

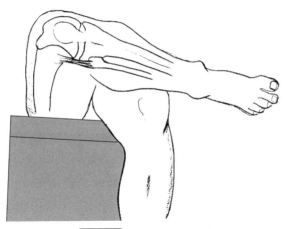

1章47　外側側副靱帯

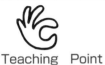
Teaching　Point

膝を組むと腸脛靱帯が緩み，触診できる.

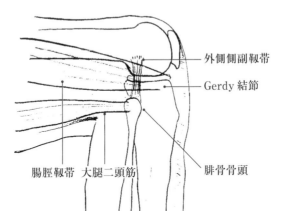

外側側副靱帯
Gerdy 結節
腓骨骨頭
腸脛靱帯　大腿二頭筋

1章48　膝外側

Teaching　Point

まず腓骨骨頭を触診．ここに付着するのが大腿二頭筋．その上方に腸脛靱帯を触れる.

内側ハムストリングを後から前に向かって筆者は「てんぐす」（TMGS：semitendinosus→semimembranosus→Gracilis→Sartorius muscle）と記憶している（何の役にも立たない知識である）.

　関節裂隙から外側へたどれば外側半月板がある. 外側側副靱帯は膝を組むとその上を覆う腸脛靱帯が緩むためよく触れる 1章47 . 鉛筆の太さで硬く索状に触れるのが外側側副靱帯であり, 腓骨頭に付着する. 大腿二頭筋も腓骨頭に付着し, 筋群の最も後方に触れる 1章48 . この少し前方に触れるのが腸脛靱帯であり, 脛骨の Gerdy 結節といわれる位置に付着する.

　マラソン走者で時折見られる腸脛靱帯炎は, 大腿骨外側上顆の 2〜3 cm 近位で腸脛靱帯を圧迫しながら屈曲位から伸展させていくと, 疼痛のために伸展できないのが特徴である.

　膝後方で両側ハムストリング筋群の間で腫瘤を触れるときは, Baker 嚢胞であり, エコーを当てれば確定できる. エコーで low density echo に写るが, 粘稠性の場合はやや high echogenic である.

◆関節水腫の診かた

　関節液が貯まるのは 1章49 の範囲である.

　関節水腫の有無は, 手指を膝蓋骨の両側後方（床側）に当て, もう一方の手で suprapatellar bursa の水を押し出してくると波動を手に感じる. この方法なら数 mL の貯留でも検出できる.

　膝蓋跳動（Patellartanzen）は, suprapatellar bursa の水を遠位に押し出し膝蓋骨を押すと大腿骨に衝突してコツコツと音がすることをいうが, かなりの水が貯まらないと陽性に出ない.

◆関節水腫の穿刺

　穿刺は膝蓋骨上縁レベルで外側から行う 1章50 . 水腫がないときに関節注入を行う場合は, 膝蓋骨を外側にずらして膝蓋骨中間レベルで膝蓋骨の後方にできるスペースに注入すればよい. または, 関節裂隙の膝蓋腱外側で頭側へ 45 度, 内方へ 45 度で針を刺入してもよい 1章50 .

　数十 mL の関節血腫を見た場合は, まず前十字靱帯断裂を疑ってかかる. また血腫に脂肪滴が見られる場合は骨折を考える. 骨髄腔からの脂

suprapatellar bursa

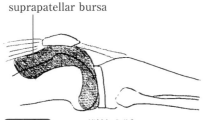

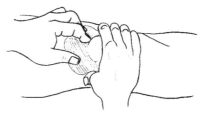

1章49　関節水腫　　　　　　　関節水腫の触診

Teaching　Point

関節水腫の貯まる範囲．膝蓋上嚢は膝関節内
と連続．水腫は図のように左手で水を押し出
し右手で波動を感じる．

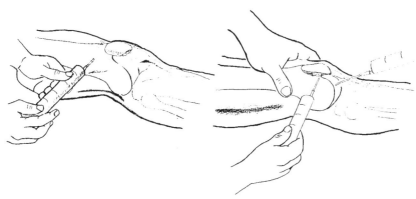

水腫のあるときの膝蓋骨上縁レベル
での穿刺

水腫のないときの膝蓋骨中間レベルでの穿
刺または関節裂隙での頭側45度，内方45
度への穿刺

1章50　関節水腫の穿刺

Teaching　Point

水腫のあるときの膝蓋骨上縁レベルでの穿
刺．水腫のないときは指で膝蓋骨を外側にひ
さしのように押し出し，このひさしの下にス
ペースをつくり，ここに針を刺せばよい．

肪が出てくるからである. 血腫を膿盆に入れて10～20秒待つと脂肪滴が表面に浮いてくる. 変形性関節症の場合の水腫はたいてい黄色透明であるが, 偽痛風や関節リウマチでは白血球のために混濁し, 特にリウマチでは rice body といわれる滑膜片を認めることもある.

関節水腫が混濁しているときの検査はどうしますか？ （白血球がごまん（5万）といたら感染！）

　関節液が濁っていたら, 穿刺液の白血球数, グラム染色, 培養, 感受性を提出します. グラム染色は, 院内で即座に結果を出します. 普通の顕微鏡でも, 尿酸や CPPD（Calcium pyrophosphate dihydrate）結晶はわかります. 尿酸か CPPD かは偏光顕微鏡で簡単にわかります. 結晶の長軸に Z 軸を合わせたとき黄色に見えたら尿酸（尿は黄色と覚える）, 青く見えたら CPPD です. Z 軸に直交する結晶は尿酸は青, CPPD は黄です. つまり尿酸と CPPD は色が全く逆なのです. 白血球数 2,000/mm^3以下は変形性関節症のような非炎症性のものです. 2,000～50,000/mm^3は炎症性であるが感染ではありません. 50,000～100,000/mm^3は感染の初期のこともありますが, リウマチや結晶誘起性関節炎でもあります. 100,000/mm^3以上は化膿性関節炎と考えます. 結晶誘起性関節炎と感染を合併することもありますので, 注意しましょう.

　50,000 以上だったら培養・感受性を提出します（白血球がごまん［5万］といたら感染だ！）.

　なお mm^3＝μL です. 白血球数は計算板でカウントします.

◆側副靱帯損傷の診かた

　膝伸展位で内反と外反をかけて不安定性を見て, 次に膝30度屈曲位で同様に内外反をかける. 側副靱帯損傷のみでは伸展位で関節裂隙は開かず30度屈曲位なら開く. 伸展位では ACL と PCL が側副靱帯の役割をしてしまうからである. 伸展位で開くのは側副靱帯損傷に ACL（前十字

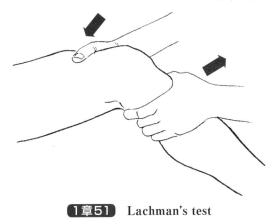

［1章51］ Lachman's test

Teaching Point

前十字靱帯断裂では最も感度のよいテストである.

靱帯）または PCL（後十字靱帯）損傷を伴うときである.

◆ ACL 損傷の診かた

Lachman's test：膝を 30 度屈曲位で片手で大腿を把持し，もう一方の手で下腿近位を把持して引き出しを行う **［1章51］**. ACL 損傷では最も感度のよいテストである.

Anterior drawer test：患者背臥位，膝 90 度屈曲で患者の足背に検者の臀部を乗せ脛骨を引き出す **［1章52］**. 引き出したとき，前十字靱帯に異常がなければ，ガクッと end point があるが，断裂しているとずるずるという感じではっきりしない.

これを脛骨内旋位，中間位，外旋位で行い，回旋不安定性を見る. たとえば脛骨内旋位では外側の靱帯が緊張する. この状態で，前方引き出しができなければ外側の靱帯群は損傷がないことであり，顕著に前方へ引き出されるのなら，ACL 断裂に加え外側の靱帯群の損傷があることを意味する.

脛骨中間位では，ACL 損傷の判断はできるが，内・外側副靱帯につい

141

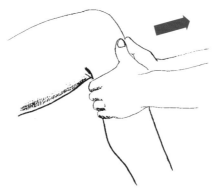

1章52 前方引き出しテスト（Anterior drawer test）

Teaching Point

患者の足背の上に検者の臀部を置き，両手で
脛骨を前方へ引き出す.

ては断定できない. 同様にして脛骨外旋位で内側の靱帯を緊張させ，検
査する.

　Lateral pivot shift test：前十字靱帯断裂で膝を伸展し下腿に外反・内
旋力を加えながら屈曲すると，30〜40度で明らかな脛骨の前方亜脱臼を
生じた後，さらに屈曲していくと弾発とともに急に整復される
1章53. 前十字靱帯断裂の信頼すべきサインであるが，患者を完全に
リラックスさせないと陽性に出ない. 手技の習得にかなり時間がかか
り，著者の場合，コンスタントに出せるまで1年近くかかった.

　このサインの機序は，膝は滑りと転がりの2つが同時に起こりつつ屈
曲するのであるが，前十字靱帯断裂が起こると屈曲30度まで大腿顆が脛
骨関節面に対して滑ることなく転がり（つまり大腿顆が半月板後方に乗
り上がるのでACL断裂は半月板損傷を合併しやすい），その結果，大腿
顆が脛骨高原上を後方へ行き過ぎ，また腸脛靱帯が大腿外顆を後方へ押
すために，相対的に脛骨外側が前方へ亜脱臼する. 膝屈曲が45度から
50度を越えると腸脛靱帯は外顆の頂点を乗り越え，このとき，亜脱臼が
整復されガクッと音がする.

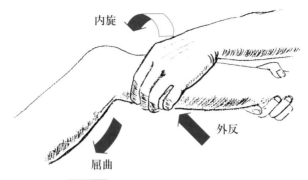

内旋

外反

屈曲

1章53 Lateral pivot shift test

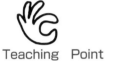

Teaching Point

前十字靱帯断裂で,膝伸展位で下腿に外反・内旋力を加えつつ膝屈曲していく. 30〜40度で脛骨が徐々に前方亜脱臼し, さらに屈曲するとガクンと弾発とともに後ろへ整復される.

　前十字靱帯断裂では, 走っていて急に停止すると膝がガクッと崩れるのが特徴であるが, まさにこの機序によるのである. この lateral pivot shift は, N テスト, Slocum など数多くの変法があるが原理は皆同じである.

◆ PCL 損傷の診かた

　Posterior drawer test：Anterior drawer と同様にして今度は脛骨を後方へ押す. ガクッとした end point がなく, ズルズルとした感じになるときが後十字靱帯断裂である.

　Posterior sagging test：仰臥位にして膝を 90 度屈曲して踵を持ち上げる. 左右を比較して脛骨粗面が落ち込んでいるか否かを見る. 落ちていれば後十字靱帯断裂を疑う.

◆半月板損傷の診かた

　この検出には関節裂隙の圧痛が最も感度がいい（感度 0.76, 特異度 0.29）. McMurray's test は陽性率はあまり高くないが, あれば有力な根

拠となる（感度 0.52，特異度 0.97）[1].

McMurray's test：仰臥位に寝かせ，一方の手で関節裂隙を触れつつ膝を保持し，一方の手で足底を把持し踵が臀部につくまで膝を曲げる. 次に外側半月板を見たいときは足を内旋，内側半月板を見たいときは外旋しつつゆっくり膝を伸展する．大腿顆が半月板断裂部を通過するときにクリックを触れる．膝が完全屈曲に近い位置でクリックのあるときは半月板後角，90 度に近いときは半月板中節の断裂であるといわれる．

◆変形性膝関節症と関節リウマチの違い

変形性膝関節症は重心が膝の内側に偏るために起こり，内側コンパートメントと膝蓋大腿関節の変化が主体で外側コンパートメントは保たれることが多い．したがって O 脚になりやすい．穿刺液は黄色透明のことが多い．（182 ページ 2 章 25 図参照）

一方，関節リウマチは物理的でなく化学的変化のためすべてのコンパートメントが侵され，進行すれば内側，外側，膝蓋大腿関節すべて狭小化する．穿刺液は白血球が多いため混濁し，また滑膜片を含むこともある．また X 脚になることが多い．

変形性膝関節症は関節面の骨硬化や骨棘などの骨増殖性変化があるが，リウマチは原則として骨増殖性変化は起こらない．ただしリウマチが沈静化して二次性の変形性関節症が起こって骨棘のできることはある．

またリウマチは炎症による血流増加で骨減少が起こり X 線上 porotic である．

偽痛風は外側コンパートメントや膝蓋大腿関節単独の狭小化を起こすことがある．

参考文献

1) Jackson JL et al：Evaluation of acute knee pain in primary care. *Ann Intern Med*. 2003；139：575-588

8 下腿の診察

腓腹筋の肉離れはよく見られる.

筋, 腱の損傷が起こりやすいのは, 筋肉が収縮しようとしているときにむりやり引き延ばされたとき（eccentric contraction：伸張性筋収縮）である（158ページ参照）. アキレス腱の踵骨付着付近での圧痛は, アキレス腱周囲炎あるいは滑液包炎である.

アキレス腱断裂は両側のアキレス腱を見比べればわかるが, 断裂部で陥凹を触れる. また足首をリラックスさせて腓腹筋の中間を握ると, 正常では足関節が底屈するが 1章54, 断裂していると動かない（Thompson's test）. 脛骨下部内側で後縁に沿って圧痛があるときはシンスプリント 1章55の1 である. これは走るとき, 足を外へけり出す（外返し）ような場合に起こる. この部位にヒラメ筋が付着しており, 足の外返しでここが牽引されるからである（過労性脛骨骨膜炎, 176ページ参照）.

まれであるが脛骨, 腓骨の疲労骨折もある. 腓骨の場合, 跳躍で腓骨上部, 1章55の2 （jump fracture：うさぎ跳びで起こる）, 疾走で下部の疲労骨折 1章55の3 （runner's fracture）が起こる. 脛骨では跳躍で脛骨下 1/3 1章55の4, 疾走で上 1/3 の疲労骨折 1章55の5 が起こる. 内果の前下方に骨性の隆起があり, 圧痛があるときは, 外脛骨 1章55の6 であり, 後脛骨筋の牽引による.

> **スキルアップ**　**外脛骨は骨折のことでしょうか？**
>
> 足の舟状骨の内側に小さな骨のあることがあり, これを外脛骨といいます. 後脛骨筋は舟状骨に付着しますが, 外脛骨のある場合はここに付着し, ここの痛みを生じることがあります.
> 外脛骨のあるときはたいていここが飛び出しています.

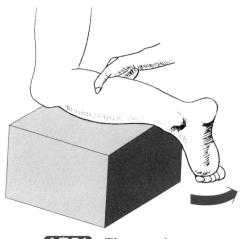

1章54 Thompson's test

Teaching Point

正常では腓腹筋をつかむと足が底屈する．アキレス腱が切れていると足が動かない．
腓腹筋は中間をつかむこと．近位すぎても遠位すぎても動きにくい．

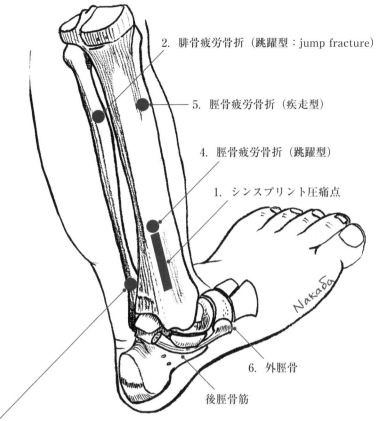

2. 腓骨疲労骨折（跳躍型：jump fracture）

5. 脛骨疲労骨折（疾走型）

4. 脛骨疲労骨折（跳躍型）

1. シンスプリント圧痛点

6. 外脛骨

後脛骨筋

3. 腓骨疲労骨折（疾走型：runner's fracture）

　＊疲労骨折の位置は，まず腓骨で覚えよ．大地を低く走る疾走型は腓骨の下，
　　高くジャンプする跳躍型は腓骨の上．脛骨の疲労骨折は，上下逆になる．

　1章55　シンスプリント（shin splint）

Teaching　Point

シンスプリントは脛骨下部内側で脛骨後縁に
圧痛がある．外脛骨が舟状骨の内側に存在す
ることがある．

⑨ 足関節・足趾の診察

　自分の外果と内果の位置を触ってみよう．外果の方が内果より下にあるため，足関節捻挫は内返しが多く，外側の傷害が起こる．内反捻挫を見たときは大体，足の外側の4カ所を触診すればよい　1章56　．①外果のすぐ前下方（前距腓靱帯），②外果のすぐ後下方（踵腓靱帯），③第5中足骨基部（短腓骨筋付着部で剥離骨折が起こる），④前距腓靱帯と第5中足骨の中間あたり（二分靱帯付近）．

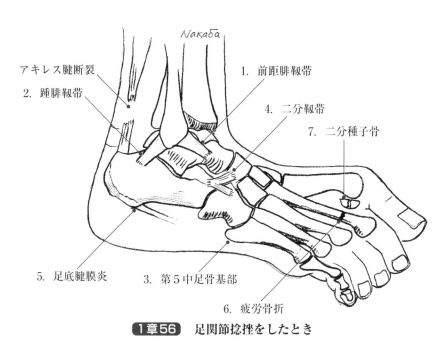

アキレス腱断裂
2．踵腓靱帯

1．前距腓靱帯
4．二分靱帯
7．二分種子骨

5．足底腱膜炎
3．第5中足骨基部
6．疲労骨折

1章56　足関節捻挫をしたとき

Teaching　Point

圧痛点の確認は4カ所．①前距腓靱帯，②踵腓靱帯，③第5中足骨基部，④二分靱帯．④の圧痛なら一安心．

148

スキル
アップ
翌日には整形外科を受診できる環境でもこの４つ
の鑑別はしたほうがよいでしょうか？

　④の二分靱帯付近に圧痛がある場合は，ひと安心で整形を受
診しなくてもよいと思います（ただしまれにくるみ割り骨折
（nutcracker fracture）といわれる立方骨骨折や踵骨前方突起骨
折がある）．①，②の圧痛の場合，足に内反をかけてストレス撮
影を行い，距骨上面の傾斜を見ます（talar tilt 正常値６度以
内）．開きすぎる場合はギプスや手術が必要になります．③の第
５中足骨基部骨折の場合もギプスや手術が必要になります．

　①〜③はギプス固定や手術が必要なこともあるが，④は必要ない．圧
痛点の位置により見当がつく．なお内・外果自体の骨折もあるので骨も
触診しておこう．
　特に足関節に捻りがかかったとき，脛骨内果と腓骨上部の骨折が起こ
ることがあり［Maisonneuve（メゾヌーブ）骨折］，足関節の捻挫といえ
ども脛骨，腓骨を上から下まで触診することが重要である．
　また X 線を撮るときも，下腿骨全体の写真を撮ることが大事である．
　足底腱膜炎 1章56の5 は踵骨の足底の足底腱膜起始に圧痛がある．
　中足骨骨幹部に圧痛があるときは疲労骨折 1章56の6 を考える．二
分種子骨 1章56の7 は母趾 MTP 関節足底部に圧痛がある．痛風発作
も母趾 MTP 関節に多い．立位で下方になる関節にはわずかに関節液が
あり，尿酸塩は昼間のうちは血漿の尿酸と平衡しているが，夜寝ると関
節液は吸収され尿酸濃度が高くなる．また足趾は温度が低く，尿酸の溶
解度が低い．したがって母趾の関節症状は夜に出やすい．

参考文献

1）Hoppenfeld S：Physical Examination of the Spine and Extremities. Appleton-Century-Crofts, New York, 1976

整形外傷を上手に診るための 24 原則

1 四肢外傷よりも救命処置が当然優先. 筋骨の外傷はめったに致命的
にならない[1].

2 外傷があったら骨折があるものとして対処せよ. 鎖骨より上の外傷
がある場合, および多発外傷のある場合は頸椎損傷があるものとして対
処せよ. 直ちに頸椎固定装具を着ける.

3 大原則:現場で骨折を見たらそのまま副子を当てて固定せよ (軟部
組織損傷を避けるため, また閉鎖骨折を開放骨折にしないため).

4 Splinting (副子固定) の方法
　1) Cramer wire splint (梯状副子, ソフラットシーネ)
　ワイヤでできた小さなハシゴのような副子で表面にスポンジをつけて
ある. 四肢の形に合わせて曲げられる. NATO 軍で使用されている. あ
まり X 線のじゃまにもならない.
　2) Inflatable splint
　ビニールでできた二重の風船のような構造. 前腕, 手関節, 足関節な
どの固定にはよいが, 大腿骨骨折は固定できない. 服の上からつけると
服のしわの部分が高圧になり水疱ができたりする. またふくらまし過ぎ
ると循環障害を起こす.
　3) SAM (structural aluminum malleable) splint (アルフェンスシー
ネ)
　米軍で使われている. アルミをビニールでカバーしたもの. 携帯に便
利で X 線のじゃまにもならない.
　4) ギプスシーネ
　プラスチックギプスをフェルトに包んだもので, これを適当な長さに
切って水に濡らしタオルで水を吸い取り, 四肢に当て包帯で巻く. 簡単
で四肢によくフィットし便利.
　5) Vacuum splint (マジックギプス)

救急隊が持っているものである．密封した袋の中に無数のビーズと空気が入っており，四肢の下に置いて吸引ポンプで真空にすると四肢の形に従って固くなり固定される．ポンプを持ち運ぶのが面倒．

6) Thomas splint `2章1`

下肢の骨折に有用．第一次大戦から使用され大腿骨骨折による死亡を80％から20％に激減させたすぐれもの．第二次大戦でも英軍により使用され，現在も米国で使われている．陸上自衛隊でも使用されている．

5 血管（脈を触れるか，皮膚の色はよいか）と神経（指は動くか，感覚はあるか）の損傷の有無を確認せよ→PMS（pulse, motor, sensory：脈，運動，知覚）！

6 明らかな骨折以外に他の外傷はないか確認せよ．特に手足の骨折を見逃しやすい[1]．

（大腿骨骨折の入院患者で，著者も大腿骨にばかり気をとられ，1カ月ほどして手のX線を撮ってはじめて手の骨折に気づくことがあった．こういうときは笑ってごまかすことにしている）．

下肢の大きな骨折があるときは骨盤外傷の存在も疑え[1]．踵骨骨折があるときは必ず脊椎圧迫骨折の有無を確認せよ．

歩行者が車にはねられるとまずバンパーにより下肢の骨折（下腿骨または大腿骨）が起こり，次にボンネットで胸部外傷，最後に道路に転んで頭部外傷を起こす（Waddle の3徴）．

だから2つあったらもう1つあると思え[3] `2章2`．

7 四肢を動かしてコツッという骨折部の音を感じた場合，決して執念深くその音を再現しようとしてはならない[1]（よく内科の先生がやる．骨折はX線をとれば簡単にわかるのだから，身体所見取りにこだわるな）．とりあえず骨折があるものと考え固定せよ．また受傷部を不必要にいじらない．

8 骨折の症状は変形，短縮，腫脹であり，患者は患肢を使おうとしない．触診すると必ず骨折部に一致して圧痛がある．変形，短縮を見つけ

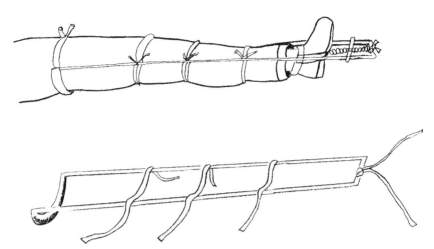

2章1 Thomas splint：下肢の牽引と固定が同時にできる

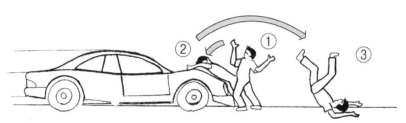

2章2 車にはねられたときの Waddle の3徴：①下肢骨折，②胸部外傷，③頭部外傷

るに一番よい方法は左右を比較することである[2]．また骨折があっても必ず変形や機能障害があるとは限らない．骨折があってもある程度手足は使えることも多い[1]．

9 グラグラした不安定な長管骨の骨折で副子に乗せる場合，重要なのは必ず両手で骨折部の上下に牽引をかけつつ行うことである（これは整復という意味ではない）．骨折は原則として牽引することは怖くない．牽引せずに不用意に四肢を動かすと血管，神経損傷を起こし危険である．皮下でひどく骨が曲がっているときは，ゆっくりと長軸方向に引っ張

り，まっすぐにしてから固定する．1人が両手で骨折の上下を牽引しつつもう1人が副子に固定する．けっして1人でやらないこと **2章3**.

ひっぱりながら動かせば患者はあまり痛がらない．

10 ただし，これには例外がある．肘周囲および膝周囲の骨折の場合，不用意に牽引すると血管損傷を起こすことがある（上腕骨顆上骨折の項198ページ参照）．また開放性骨折で牽引すると，体外に出た骨片が体内に入り感染の原因となる．開放性骨折では創をガーゼで覆った後，そのまま副子を当てる．

すなわち，肘，膝周囲の骨折と開放性骨折ではそのままの形で固定するが，その他の長管骨骨折は上下に牽引をかけつつ副子を当てる．また骨折に副子を当てる場合，原則として上下の関節も含める（二関節固定！）[1]．短すぎる副子は意味がない．以前，浜松の某ホテルの吹き抜けのロビーで投身自殺未遂に出くわした．両上腕骨，両下腿骨骨折があり，ホテル従業員に添え木を持ってくるよう依頼したところ，持ってきたのはかまぼこの板だった！　骨折の固定は大げさにやるものだ．

11 上肢の骨折の固定には副子のうえ，三角巾（sling）をすればよい **2章4**.

三角巾の上から体幹を含めてバストバンドなどで固定するのも固定性がよい（sling & swathe）.

12 ギプスを病院で巻かれたあと腫脹しひどく痛がる場合，循環障害を起こしている．必ず直ちに病院を再診させ，ギプスに割を入れよ．この場合，必ずギプスの下巻きも切れ．

13 X線は最低2方向撮れ．1方向では骨折を見逃すことも多い．

14 骨折の整復はできるだけ早期に行え．腫脹の治まるまで待つな．

15 直達牽引（骨に鋼線を通し直接骨を牽引する）を行う場合は頻回に観察せよ．特に下肢では総腓骨神経麻痺（足趾をそらせるか）に注意

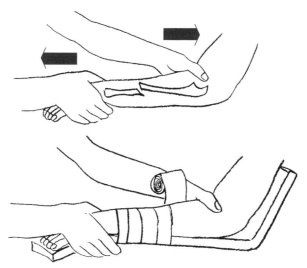

2章3 グラグラした長管骨骨折は牽引しながら固定

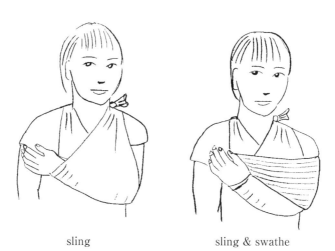

sling　　　　　　　　sling & swathe

2章4 上肢骨折の固定

する．大腿骨骨折では下肢が外旋して総腓骨神経麻痺を起こしやすいからである．

16 入院し骨折の治療が始まったら，直ちにその他の四肢の運動を始めよ．

17 上肢の骨折の治療目標は手の機能の温存である．多少の変形や短縮は構わない．
　下肢の骨折の治療目標は，無痛で安定した荷重ができることである．変形を避け長さを保て．

18 可能なら最初に X 線室に行ったとき必要な X 線はすべて撮れ．さもないと病室と X 線室の往復を繰り返すことになる．

19 激痛の持続は血管障害のあることが多いので要注意である[1]．
　骨折は痛いことは痛いのだが体動時に痛いのであって，強烈な激痛の持続（安静にしていても！）は血管の途絶を考える．

20 開放創を縫合できるのは受傷後 6〜8 時間（golden time）以内である．
　これを過ぎると細菌の増殖が始まり直ちに縫合できない．湿性ガーゼなどを置き，経過を見て数日後に縫合する．したがって開放創は翌日まで待たず 6〜8 時間以内に病院を受診させよ．同じ理由で常温で 6〜8 時間以上置いたさしみも食べてはいけない．
★1905 年の日露戦争の際，対馬東水道で日本の連合艦隊はバルチック艦隊と激突した．日本側は敵と遭遇する予定時刻の午後 2 時までに船内をきれいに掃除，殺菌し水兵全員を入浴させ新品の下着，水兵服に着替えさせた．当然多数の死傷者の出ることを予想していたわけだが，傷の汚染を最小限にしようとしたのである．われわれも救急室はいつもきれいに掃除し清潔に保ち，二次感染を予防しなければならない．ストレッチャーにおばあさんのウンコがついているようなことがあってはならない．

21 切断指の運搬は，まず指をハンカチなどで包みビニール袋に密閉

し，次にもう一つビニール袋を用意してこの中には水と氷をいれる．前者の袋を後者の袋に入れて運搬する．指を直接氷水に漬けないこと．指を凍らせてはいけない（細胞が破壊される）．

22 老人に多い4つの骨折
①橈骨遠位端骨折，②上腕骨外科頸骨折，③脊椎圧迫骨折，④大腿骨近位部骨折

23 12歳以下に脱臼なし
これも覚えておくと便利な法則である．先天性股関節脱臼を除き小児では外傷性の脱臼はきわめてまれである．例えば肩に強い力が働いても小児では脱臼は起こらず，上腕骨や鎖骨の骨折が起こる．幼児で「肩が抜けた」と外来に来る場合，実は肘内障のことが多い．

24 四肢外傷，骨折の見つけ方
患者の意識があればどこが痛いか聞く．骨折があればそこが痛いものだ．次に上肢，下肢を自分で動かせるか確認（脊髄損傷の確認）．四肢の変形，痛みがあったら副子で固定．変形は左右を比較するとよい．はっきりした四肢の変形や痛みがなければ，手早く，頭，胸，腹，上肢，下肢を触診し関節を動かしてみる．これで痛みがなければたいした骨折などはない．胸を前後，左右から両手で軽く挟むようにして圧迫してみる．肋骨骨折などあれば必ず痛い．皮下気腫に注意．次にログロール（丸太のように捻らずにひっくり返す）で患者を横にして後頭部，脊椎を触診していく（ただし脊髄損傷を疑ったときはやめよ）．軽く脊椎を叩いてみる．脊椎の圧迫骨折などがあれば必ず痛い．

スキルアップ

骨折の科学 2章5
　キュウリを何本か用意して折ってみよう．骨折はキュウリで簡単に再現できる(ただし斜骨折だけは再現できない)．骨折のX線写真を見れば，どちらからどのような力がかかったか大体見当がつく．

①キュウリを両手にもち，人に軽く手刀で割ってもらう（tapping fracture）．骨に横から物体が衝突した場合，横骨折が起こる．

②今度は渾身の力で手刀で割ってみる．力が強ければ粉砕骨折になる．

③キュウリを両手で持ちゆっくりと折ってみる．骨に屈曲する力がかかったとき，骨に引っ張り力がかかる側は横骨折が起こり，圧迫力がかかる側は斜めに折れる（斜骨折）か，粉砕し骨の破片（第3骨片）ができることもある．

この応用で，足関節で内果が横骨折，外果が斜骨折になっていれば，内果には引っ張る力がかかり，外果には距骨が衝突したとわかる．

④ひねりがかかったとき，らせん骨折になる．

⑤骨に長軸方向の圧迫力がかかったとき，45度斜めに折れやすい（斜骨折）．

小児の予後の良い骨端線骨折は Salter-Harris　1型と2型 2章6

　骨端線骨折の予後のよい理由は，骨端線の組織を知れば納得がいく．長管骨の成長は骨端線で軟骨細胞が発生し（増殖層），細胞内にグリコーゲンを蓄積しつつ細胞が肥大し（肥大層），やがてアポトーシス（programmed cell death）を起こして石灰化する（石灰化層：provisional zone of calcification：これはX線で確認できる）．この石灰が海綿骨に置き換えられて長管骨は成長していく．骨折は，細胞の肥大層がメカニカルに弱いため，ここで起こりやすい．

　したがって軟骨細胞が発生する増殖層は残される．このために骨折が骨端線で起こっても再び成長ができるのである．骨端線に平行に起こるような骨折（Salter-Harris 1型，2型）は予後がよいが，骨端線を縦に横切ったり（Salter-Harris 4型），骨端線が圧挫されるような場合（Salter-Harris 5型）は予後が悪い．

筋肉を痛めやすい運動：eccentric contraction

　バーベルを握り肘を屈曲する運動を上腕二頭筋の concentric contraction（短縮性筋収縮）という．肘を途中まで屈曲して動かさないのを isometric contraction（等尺性収縮）という．屈曲位からバーベルを持ったままゆっくり肘を伸展していくのを上腕二頭筋の eccentric contraction（伸張性筋収縮）という．この eccentric contraction が最も筋肉を痛めやすい運動である．しかも，筋肥大を起こしやすい運動でもある．

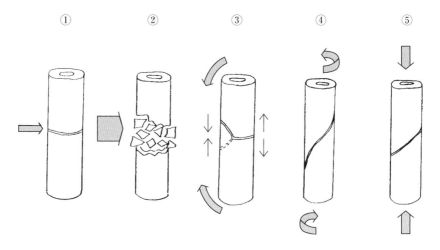

① 骨の横から物体が衝突すると横骨折
② 強い力が働くと粉砕骨折
③ 骨に屈曲力が働くと張力のかかるほうは横骨折，圧迫がかかる側は斜骨折になる．
　さらに力が強いと第3骨片ができる．
④ 骨にひねりがかかるとらせん骨折になる．
⑤ 長軸方向に圧迫力がかかると斜骨折になる．

2章5　骨折の科学

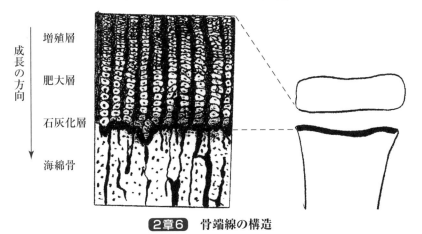

成長の方向

増殖層

肥大層

石灰化層

海綿骨

2章6 骨端線の構造

肥大層がメカニカルに弱くここで折れ，増殖層は残る.

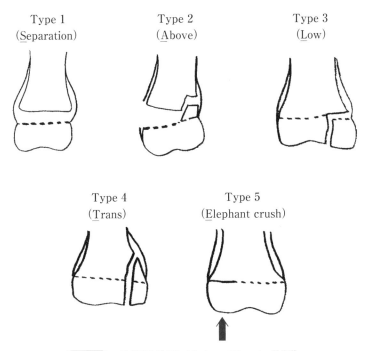

Type 1
(Separation)

Type 2
(Above)

Type 3
(Low)

Type 4
(Trans)

Type 5
(Elephant crush)

2章7 骨端線骨折（Salter-Harris 分類）

覚え方はSALTE(R)，つまり Separation, Above, Low, Trans, Elephant crush.

参考文献

1）Committee on Trauma. American College of Surgeons：Eartly Care of the Injured Patient. Saunders, 1976
2）Caroline L：Emergency Care in the Streets. Little Brown, 1995
3）Peitzman B et al：The Trauma Manual. Lippincott-Raven, 1998

2章　整形外科的外傷・疾患の診かた

本章では臨床でよく遭遇する，あるいはまれであっても重要な疾患に絞り説明する．

第1章の診察手技と合わせて読まれたい．治安の悪化とともに銃創，爆創も知らないでは済まなくなった．無駄な知識を排し，必要最低限の知識に留め，診療に当たっての重要なコツ，ポイントを示した．

1 脊髄損傷

◆**知っていると便利：運動神経**（頸椎の診察の項，104 ページ参照）

C3（第 3 頸椎）神経：横隔膜

　　　　　　　　　三の漢字の形で覚えよう（間を分ける膜）

C5（第 5 頸椎）神経：上腕二頭筋（肘を曲げる）

　　　　　　　　　手の平（5 指）で肘を曲げながら顔を叩く．痛さ
　　　　　　　　　で覚えよ．

C6（第 6 頸椎）神経：手首を甲の側に曲げる．OK（6）を作って手首を
　　　　　　　　　背屈．

C7（第 7 頸椎）神経：手首を手の平の側に曲げる．「ニャニャ」と言っ
　　　　　　　　　てみる．

　　　　　　　　　上腕三頭筋（肘を伸ばす）　肘をシチッ（7）と伸
　　　　　　　　　ばす．

C8（第 8 頸椎）神経：指を曲げる（**1章23** 頸椎の診察参照）．

T1（第 1 胸椎）神経：指を開いたり閉じたりする．1 ドル札を指の間に
　　　　　　　　　挟む．

　頸椎の知覚は指で OK を作ったとき **1章23** （105 ページ参照）の範
囲が C6 と覚える．

　例えば現場で意識がある四肢麻痺の患者がいて，肘を曲げて横たわっ
ていれば，それを見ただけで「ははあ，C6 か C7 の麻痺だな（肘を曲げ
られるが伸ばせない．つまり C5 までは大丈夫だが，それより下が麻痺
している）」と見当がつく **2章8** ．

　頸髄損傷は C4〜C7 辺りが圧倒的に多く，このような体位（C6 以下の
麻痺の場合は，C5 が効いているから三角筋により肩が外転し上腕二頭
筋により肘が屈曲する．肘を曲げられるが伸ばせない状態である）をと
ることも多い．

　胸髄レベルは乳頭付近の知覚が T4（乳，ちち，しし，四四，似てるで
しょ），剣状突起が T7（突起に 7 が隠れている），へそが T10（十が隠れ
ている），そけい部が T12（コマネチ 12 歳！　ビートたけしのギャグ）
と覚えておく **2章9** ．触診でどこから知覚がないかわかれば，損傷レベ
ルがわかる．

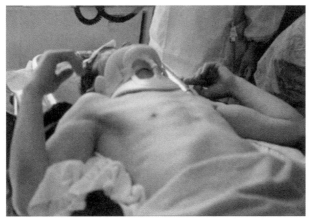

2章8　意識がある四肢麻痺の患者の損傷のレベルを知る.
肘を曲げられるが伸ばせない. つまりC5までは効いている
るが, それ以下が麻痺している. 肩の三角筋もC5なので
両肩が外転している.

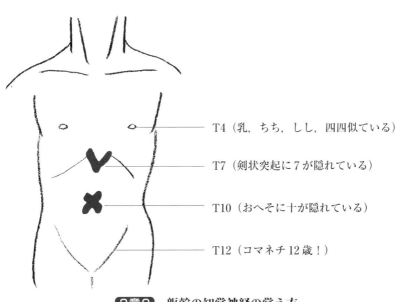

T4（乳, ちち, しし, 四四似ている）

T7（剣状突起に7が隠れている）

T10（おへそに十が隠れている）

T12（コマネチ12歳！）

2章9　躯幹の知覚神経の覚え方

◆頭部外傷や脊髄損傷を疑ったら決して首の屈曲をしてはならない

　頭部外傷で脳圧が高まっている場合，首を屈曲するとそれだけで脳が頭蓋骨から引き出されることになり，脳ヘルニアを一気に助長する．脊髄損傷で首を屈曲すると脊髄損傷がさらにひどくなる．また頭部外傷や脳血管障害の急性期に脳圧降下剤以外の輸液を急速輸液してはならない．5％ブドウ糖液を急速輸液するだけで一気に脳浮腫を助長して死亡することがある．→「5分で死ぬよ，5プロ（％のドイツ語読み）の500」と覚える．

　頸椎ではとにかく，頸椎の動きを避け，中間位（屈曲と伸展の中間）を保つようにし，直ちに頸椎カラーを着ける．頸椎を長軸方向に牽引するのはよい．担架への移動の際，十分注意せよ．移動させるときは1人が頭側に立ち，両手で修正下顎挙上しつつしっかりと頭，首を一直線にし首が屈曲しないようにする．頸椎損傷を疑うときはスクープでなくバックボードにすること．

◆頸部の固定法

　頸髄損傷を疑ったら頸部を屈曲・伸展の中間位で固定せよ．脊損の場合，頸椎カラーだけではとても十分な固定とはいえない．現場では頸椎カラーを装着した上でバックボードの上に載せ，頭，首の周囲に枕（ヘッドイモビライザー）を置き，頭をマジックテープなどで固定する．これには3〜4人の人員が必要である．カラーの装着は1人が頭を中間位に保持しながら牽引し，もう1人がカラーを装着する．1人でやってはいけない．

　患者が車内で座っているときは，1人が後部座席に入り込み，後ろから頭を上方に牽引しつつ中間位に保ち，もう1人がカラーを装着する．次に背中にショートボードを置き，頭と体幹を固定する．次に患者を座席に寝かせ，ショートボードの下にロングボードを入れて体全体を固定した上で車の外に出す．緊急で車を脱出する必要のあるときは，頸椎を保持したままロングボードへ移すこともある．体がロングボード（バックボード）の中心線上にない場合，不用意に体を横へ移動させてはならない．頸椎が傾くかもしれないからである．Z移動といい，頭を保持した者の「一，二，三」の掛け声に合わせ，いったん，尾方へ体を引っ張

り，そのあと頭方へ引っ張って中心線に持ってくる．バックボードに固定したあと，患者が嘔吐するときはバックボードごと横に傾ける．

◆水中飛び込みによる脊損の収容

救急隊員の両腕の使い方に注意 **2章10の1〜6** ．水中のほうが浮力が使えるので水中内で操作したほうがよい．

水中飛び込みはたいてい浅い所で起こるので，隊員は水に入っていける．救助者はいちいち服を脱いだりしていてはいけない．そのまま飛び込め！

◆頸髄損傷での気道確保

頸髄損傷の疑いがあり，かつ昏睡のある患者での気道の確保は jaw thrust（修正下顎挙上：JPTEC の項．19 ページ参照）などで行い，頸椎の過伸展は避けよ．安全な挿管法についての統一見解はないが，経鼻エアウェイが無難．ただし頭蓋底骨折のときチューブが脳内に入ることあり．頭部外傷および鎖骨より上の外傷がある患者は，すべて頸髄損傷があるものと考えて対処せよ．多発外傷のある患者も同様に対処し，バックボードとヘッドイモビライザーで固定せよ．

救急車に乗せる場合，足を車の前方に向けるとよい．ただし急発進しないこと．頭を車の前方に向けると急停車したとき，頭をぶつけて首に衝撃が加わる．

◆脊髄ショックとその離脱

脊髄損傷を起こすと最初，脊髄ショックを起こし，それより下の神経レベルが完全麻痺する．脊髄ショックの時点で患者が将来完全麻痺になるのかどうかは予測できない．脊髄ショックは大体 24 時間から 48 時間で離脱する．離脱すると球海綿体反射が出る．すなわち，脊髄ショックのときは肛門は完全に弛緩しているが，ショックを離脱すると，指を肛門に入れ，片方の手で亀頭（または陰核）を圧迫すると肛門がキュッと縮む(球海綿体反射陽性)．この反射があれば脊髄ショック期を離脱したと考えてよい．脊髄ショックを離脱してなお四肢の完全麻痺があるときは，永続的な麻痺となる．この時点で不完全麻痺であれば回復する可能

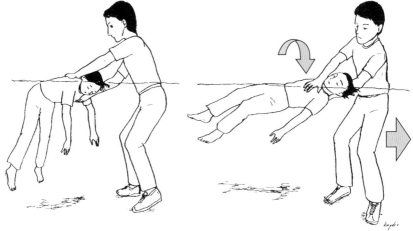

①　　　　　　　　　　　　　　　　　②

性がある.

　48 時間経って完全麻痺があるときは，回復しないと考えてよい.

　麻痺が改善する場合は，大体 4 時間以内に回復してくることが多い.

　脊髄ショックの時期は，脊髄損傷レベルより下の血管が開き，血圧が下がり脈は徐脈になる.これは神経が遮断されたため，副腎からアドレナリンが放出されず血管が収縮しないからである（出血性ショックなら血圧が下がり頻脈になる）.また，血管が開くから陰茎の勃起を起こすことが多い.

◆鞭打ち損傷（Whiplash Injury）

　正面衝突事故では直前にドライバーは身構えるが，追突は不意に起こるためドライバーはリラックスしている.追突ではエアバッグは作動せず，役に立たない.

◆脊髄損傷の内科的治療

　脊髄損傷を疑った場合は以前は発症 8 時間以内に methylprednisolone（ソルメドロール）を 15 分で 30 mg/kg 投与し 45 分休薬後，次の 23 時間に 5.4 mg/kg/h を投与した.しかし，論文の再評価でエビデンス不十

③　　　　　　　　　　④

⑤　　　　　　　　　　⑥

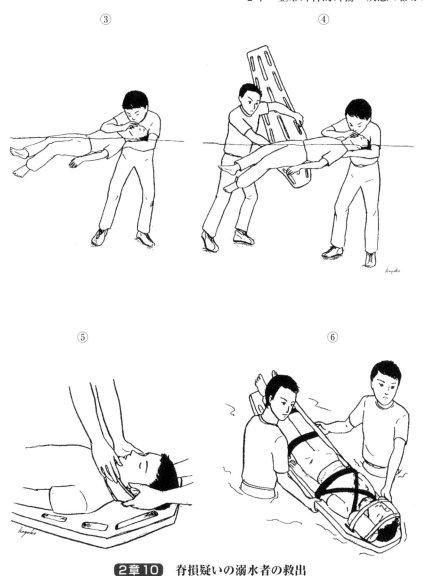

2章10　脊損疑いの溺水者の救出

分とされたため2013年以降はルーチン使用は推奨されていない.

参考文献

1) Foreman SM：Whiplash Injuries. Williams & Willkins, 1995

スキル
アップ
追突の瞬間の生体力学[1] 2章11

Phase 1

　追突直後，まず体が後上方へ移動し，背もたれは弾力により後方へ少し倒れる．股関節は屈曲する．体が後上方へ押し上げられるために頸椎には圧迫力がかかる．ブレーキを踏んでる場合，股関節が屈曲するため，足がブレーキから離れ，車の前方への飛び出しをひどくする．

Phase 2

　体の後上方への動きが続き，頭はヘッドレストを乗り越えて頸椎が過伸展する．このとき口が大きく開き顎関節の外傷も起こりうる．頭とヘッドレストの位置が離れている（5 cm 以上）と頸椎損傷はひどくなる．ヘッドレストの位置が低かったり，背が高い人は過伸展が起こりやすい（ヘッドレストの中心は外耳道の位置がよいといわれる）．子どもは背が低く，特に 10 歳以下では，追突による頸椎損傷はまれである．

　背もたれが弾力により前へと戻り，これにより肩が前方へと動き始める（背もたれはゴムのように弾力があるより粘土のように可塑性のある材質のほうが理論的にはよい）．

Phase 3, 4

　車の加速は終わるが，頭，体幹の加速は最大となる．肩ベルトをゆるく着けている場合，勢いよく胸が肩ベルトに衝突し，一方，頭は惰性で前方に動き続け，強く首が屈曲する．肩ベルトは斜めについてるから，体が勢いよくベルトに衝突すると体は斜め前方へと屈曲する．体が前方に出るのでブレーキを踏んでしまい，首の屈曲をよけいにひどくすることがある．

　なお，正面衝突の場合は，追突と逆に体はまず前へ倒れ，その後，後方へ倒れる．

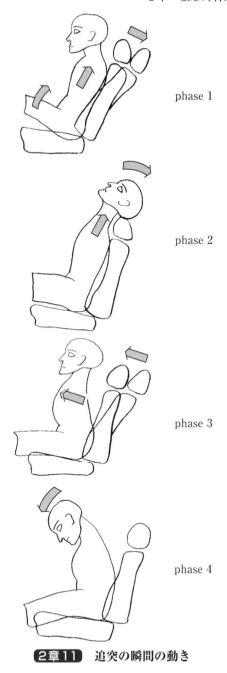

phase 1

phase 2

phase 3

phase 4

2章11 追突の瞬間の動き

② 外脛骨

後脛骨筋が足の内側の舟状骨に付着するが，ときに，舟状骨の内側に外脛骨という余分な骨があり，後脛骨筋がここに付着することがある．ここで付着部炎を起こすことがある **2章12**．

③ 踵骨骨折

特に高所から飛び降りたとき，踵をコンクリート面などに打ち付けると，踵骨のすぐ上の距骨のくさび状になった部分が踵骨に打ち込まれ，踵骨骨折が起こる **2章13**．踵を痛がり，踵をついて歩けない．また次第に踵が腫れてくる．土踏まずの部分に紫色の皮下出血が出てくるのも特徴であるが，これは数日経たないと出てこない **2章14**．

老人では 20～30 cm 踏み外しただけでも踵骨骨折が起こることがあり，捻挫と考えず踵骨も触診してみることが重要である．

飛び降りた際，踵を地面についた後，体を前屈しつつ尻餅をつくことが多いが，このとき脊椎圧迫骨折が起こりやすい．大体，第12胸椎か第1腰椎の骨折が一番多いが，これは体を前屈したとき，この辺りに最も強い力がかかるからである．

したがって，踵骨骨折を見たら，必ず脊椎を軽く叩いてみて圧迫骨折の有無を確認せよ．

そして，「踵骨骨折の疑い．脊椎圧迫骨折の合併の疑いあり」と整形外科医に報告すれば，尊敬されることは間違いない．

踵骨の X 線は，側面，軸写のみでなく，アントンセン撮影（X 線技師にいえばわかる）を撮り，距骨と踵骨の関節面が保たれているか否かを確認せよ．

治療：麻酔下，整復（腹ばいにさせて踵を両手で万力のように締め，膝が浮くくらいに天井へ持ち上げ左右に揺する）のうえ，ギプス固定，キルシュナー鋼線固定，プレート固定など．

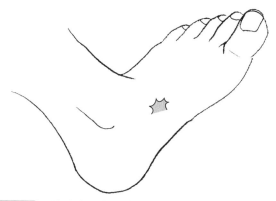

2章12　外脛骨：舟状骨の内側に余分な骨があり痛む

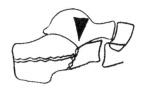

距骨のくさび状になった部分が腫骨に打ちこ
まれて腫骨骨折が起こる.

2章13　踵骨骨折

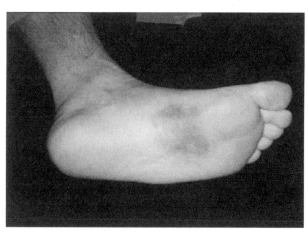

2章14　踵骨骨折

④ 足関節捻挫

2章15,16 は往年のプロテニスプレイヤーのモニカ・セレシュが内反捻挫を起こした瞬間の写真である[1]．筆者が愛読していた「フォーカス」に載っていたのを借用した．足関節の捻挫はこのように内返しの捻挫になることが多い．

これは足関節は外くるぶし（腓骨外果）のほうが内くるぶし（脛骨内果）より下にあるからである 2章17．

触診は下腿の一番上から始め，下へ触診していく．足関節に捻りがかかって脛骨内果と腓骨上部が折れることがあり，足関節のみ触診すると腓骨近位の骨折を見逃すことがあるからである（Maisonneuve 骨折）．

また老人は，20〜30 cm くらい足を踏み外しただけで踵骨骨折を起こすこともあるので，踵骨も触診しておくことが重要である．足関節捻挫といえども，側面写真ではかならず踵骨の骨折の有無を確認すること．内果，外果のみに気を取られて踵骨骨折を見逃すことがある．

足関節捻挫は内返しになることが多いから，外側の靱帯が引っ張られて損傷されやすい．

捻挫予防のテーピングは足関節が内返しにならないようにすればよい．すなわちテープを足関節の内側から足底を回って足関節の外側を引っ張り上げる（外返しにする）ようにすればよい．

172

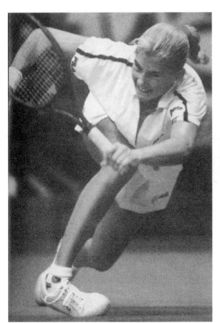

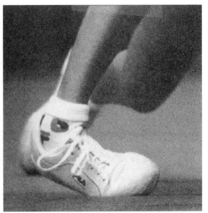

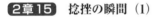 捻挫の瞬間（2）

捻挫の瞬間（1）

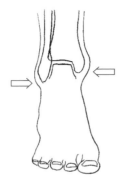

2章17 外果のほうが内果より下にある．だから内返しの捻挫になりやすい．

足関節捻挫では特に外側の4つの場所に注目せよ 2章18 .

1. 外果のすぐ前（ATF：前距腓靱帯）および2. 外果の後下方（CF：踵腓靱帯）の腫れや圧痛（押さえると痛がること）はないか. この2つが切れて足関節の不安定性を起こすことが多い. 2つが切れた場合, ギプスを巻いたり手術したりすることもある（エコーでわかる）.

3. 外果の2〜3 cm前方（二分靱帯）の圧痛. 手術することはない. ここの腫れであれば, とりあえず安心である. ただし時に踵骨前方突起骨折, 立方骨骨折（第4, 5中足骨と踵骨の間でくるみ割りのように挟まれるのでくるみ割り骨折という）のことがある. 腫れがひどいとき注意.

4. 第5中足骨の基部（第5趾の外側を後方にたどったとき一番飛び出して触れるところ）

ここには短腓骨筋腱が付着するが, 内返しの捻挫でこの腱により第5中足骨の基部が引かれて剥離骨折が起こることがある（昔ゲタを履いて起こったのでゲタ骨折という）. ギプス固定したり手術したりする.

スキル
アップ

捻挫治療の4原則：RICE

R：rest 局所の安静
I：ice 冷却
C：compression 圧迫（包帯をすること）
E：elevation 挙上
以上はすべて痛みと腫れを防ぐためである.

参考文献
1) FOCUS. 1990年10月12日号, p42, 新潮社

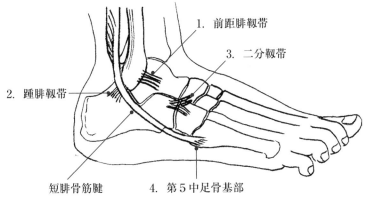

1. 前距腓靱帯
3. 二分靱帯
2. 踵腓靱帯
短腓骨筋腱
4. 第5中足骨基部

2章18 足関節捻挫では特に外側の4つの場所に注目せよ

⑤ アキレス腱断裂・下腿三頭筋挫傷

　アキレス腱は下腿三頭筋が連続して移行したもの．この筋肉が収縮しているときに無理矢理引き伸ばされると（eccentric contraction：例えばしゃがんだ格好から突然勢いよく立ち上がったときなど），断裂しやすい．断裂の有無はアキレス腱を触診してみると陥没を触れる．正常人で椅子の上で膝立ちをさせ，力を抜かせてふくらはぎの真ん中あたりをギュッとつかむと足が底屈する．アキレス腱が断裂しているとふくらはぎをつかんでも足が動かない（Thompson's test）（1章54の図，146ページ参照）．

　アキレス腱が切れていても，自分で足を底屈することはできる（後脛骨筋，腓骨筋などがあるから）．しかし，つま先立ちはできない．

　断裂部が一番接近するのは，膝を曲げ足を底屈した格好である（腓腹筋は二関節筋であり，大腿骨から起始し，膝関節，足関節を横切って踵骨に付着する）．だからこの形で副木を当てるとよい．つまり「おそ松くん」の中に出てくるイヤミのシェーの形（左下肢：膝屈曲し足関節底屈）である．むろん，腕の格好はどうでもよい．

　アキレス腱断裂でなく，それより上の下腿三頭筋の断裂を起こすこともある．いわゆる肉離れである．

⑥ 過労性脛骨骨膜炎 (shin splint)

　走る際, 足を外側に返すような走り方 (足の回内) をする人に起こる. ヒラメ筋は脛骨の後方内側に付着しているが, この筋肉により脛骨が引かれることにより脛骨の下 1/3 で後方内側に痛みが起こる (2章19) および下腿の診察の項, 147 ページ参照). X 線で骨膜反応が見られることもある.

⑦ 下腿骨骨折

◆(下腿骨) 開放性骨折のガスチロ (Gustillo) 分類

　救急車から無線でこれを病院に伝えてくれると整形外科医はありがたい. 同じ開放性骨折でもグレードにより後の治療も成績も大きく異なる.
　　グレードⅠ　　：皮膚の開口が 1 cm 未満のもの (Ⅰだから 1 cm と覚える)
　　グレードⅡ　　：皮膚の開口が 1 cm 以上で筋断裂や皮膚挫滅を伴うもの
　　グレードⅢA：広範な筋肉の断裂や挫滅を伴うが, 軟部組織で骨折部
　　　　　　　　　　を覆えるもの
　　グレードⅢB：軟部組織の欠損, 広範な骨の露出
　　グレードⅢC：血管の断裂があり, 末梢の血行が不良

◆下腿骨開放性骨折を病院ではどう治療するのか

　麻酔したうえで開放創を大量の生理食塩水で徹底的に洗浄し, 中の泥や砂を洗い流す. 皮膚は清潔なブラシでよくこすり, また血流の不良な筋肉やひどく挫滅した皮膚を切除する (debridement：デブリドマンという).

　ⅡやⅢA では髄内固定 (骨髄の中に釘を通す) が行われることが多い. プレート (金属の板) 固定は最近はあまり行われない. これはプレートで骨折部を固定するには, 広範に骨から筋肉を剥がさねばならず, 開放性骨折でただでさえ血流の悪い骨の血流をさらに悪くするからである. しかし最近は LCP (locking compression plate) といって骨髄剥離を最小限にして創外固定様に使うこともある.

　ⅢBやⅢC は, 血流を妨げない創外固定などが行われるが, ⅢC では下腿切断にいたることも多い.

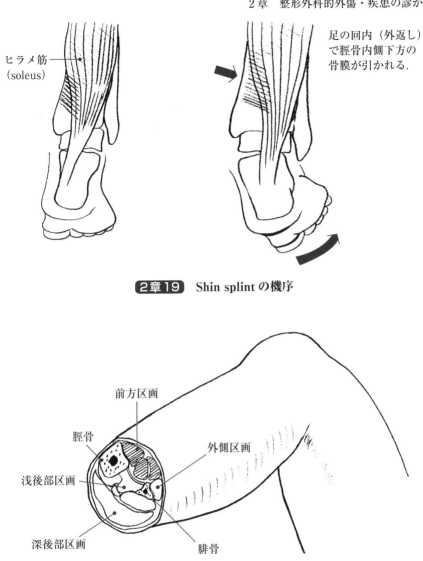

足の回内（外返し）
で脛骨内側下方の
骨膜が引かれる.

ヒラメ筋
（soleus）

2章19　**Shin splint の機序**

前方区画

脛骨

外側区画

浅後部区画

深後部区画

腓骨

2章20　**左下腿前方区画**

★1979 年の中越紛争に軍医として参加した中国人の友人によると，紛争中，下腿骨
骨折は開放性だろうが閉鎖性だろうが，すべて切断したとのことである.

◆コンパートメント症候群に注意！

　下腿は骨，筋膜などにより4つの区画（コンパートメント）に分かれる．特に閉鎖性骨折で骨などからの出血が続き，前方区画（anterior compartment）**2章20** 中の圧が高まり，この中の筋肉が壊死したり前脛骨動脈，総腓骨神経の障害を起こすことがある．**2章21** は閉鎖性の下腿骨骨折であるが，持続する激烈な痛みを訴え（第2章の付表，155ページで述べたようにこういう痛みは，むろん血管の途絶を疑う），足の知覚低下があり，また足指の背屈を指示しているができない状態である．**2章22** で，筋膜切開を行った直後から足指背屈が可能となった．**2章23** は翌日さらに筋肉が飛び出してきた．こうなってはもはや皮膚の閉鎖ができず後日皮膚移植を行った．しかし神経麻痺，循環障害は免れたのである．

　このように下腿が非常に腫脹していたり，運動麻痺（特に母趾をそらすことができない）や知覚麻痺（特に足背のしびれ）のあるとき，また持続する非常に強い痛みのときはこれを疑うこと．前方区画が一番多いが，後方区画もやられることがある．

　病院で正確に診断するには，針を刺して区画内の圧を測定する．これが30 mmHg以上のときは，直ちにばっさりと腓骨上で皮膚を切開し腓骨の前方（前方区画）と後方（外側区画，浅後部区画）と深部（深後部区画）の筋膜を縦切開し，区画を開放する．圧測定は **2章24** のごとく行う．

⑧ 膝半月板断裂

　膝を屈曲位で膝蓋腱の両側の皮膚のくぼみに指を置いてみよう．これが関節裂隙である．このくぼみから内側へたどったところが，半月板付着部である．半月板損傷時はここに圧痛がある．内側側副靱帯損傷では関節裂隙でなく靱帯の付着部に圧痛がある（1章　膝の診察の項，132ページ参照）．

　膝を屈曲したままで横へ体の向きを替えるようなとき，半月板を損傷することが多い．下腿は膝最終伸展時わずかに外旋し，屈曲時には下腿がわずかに内旋する（screw home motion）．この同期が無理に妨げられたとき，半月板の損傷が起こる．例えば，何かにつまずいて前方に膝を

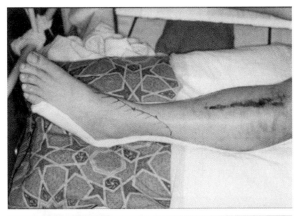

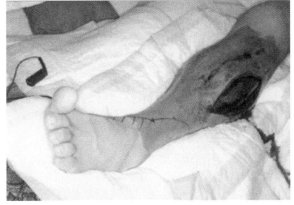

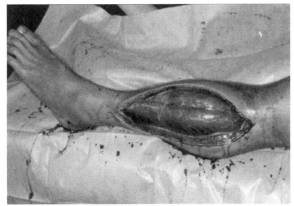

2章21,22,23 コンパートメント症候群

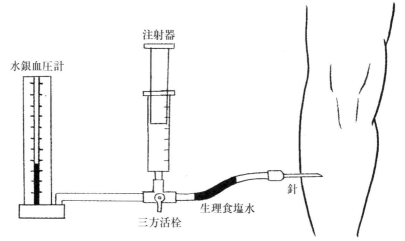

図のように水銀血圧計，三方活栓，注射器，extension tube，注射針を用意し，注射器と針の間のチューブに部分的に生理食塩水を入れる．下腿の筋膜内に針を刺し，ゆっくりと注射器を押す．
生理食塩水が動き始めたときの血圧計の目盛りが筋内圧である．
これが 30 mmHg 以上だったら筋膜切開を行う．腓骨直上に皮切を置き，前方区画，後方区画両方とも開放する．術者は生理食塩水の動きを見ながら注射器を押し，ナースに血圧計の動きを見てもらう．

2章24

伸展しながら転んだり，うさぎ跳び，バスケットのピボット動作などである．

　関節裂隙の圧痛，音がしたり，断裂部の半月板がはまりこんで急に膝が動かなくなったりする．

　McMurray's test：足を手で持ち，膝を完全に屈曲し，内旋または外旋しながら膝を伸ばしてくるとき，音がしたり痛みを訴える（感度 0.52，特異度 0.97）．

　治療：関節鏡での半月板切除，断裂が半月板周辺のときは縫合することもある．

⑨ 膝内・外側側副靱帯損傷

　側副靱帯の検査は外反と内反ストレスをかけてみる．まず，伸展位で，次に 30 度屈曲位で．側副靱帯のみの断裂では伸展位では開かない．30

180

度屈曲してなら開く．伸展位で開くのは，側副靱帯に前，または後十字靱帯損傷を合併したときである（1章　膝の診察の項，137ページ参照）．

治療：側副靱帯の単独損傷ならギプスで治療できることも多い．十字靱帯との合併損傷なら手術が必要になることも多い．

⑩ 膝前十字靱帯損傷

ラグビーで横からタックルされたときのように膝屈曲，外反，下腿外旋して転倒したときや走り幅跳びなどで勢いよく着地したときなど（前十字靱帯が顆間窩で押し切られる）に受傷する．前十字靱帯が切れていると，走っていて急に停止しようとしたとき，膝が崩れる（give way）．

Lachman's test（1章　膝の診察の項，141ページ参照）：膝を軽度屈曲位．片手で大腿を把持し，もう一方の片手で下腿を把持して下腿を前へ引き出してみる．前へずるずると出るようなら前十字靱帯が切れている．

前方引き出しテスト：患者を寝かせ，膝を立てる．術者は患者の足背の上に座り，下腿を引き出す．

治療：前十字靱帯が切れていると自然治癒は起こらない．若者では手術するが，40～50歳以上は保存治療することが多い．

⑪ Osgood-Schlatter 氏病

大腿四頭筋は膝蓋腱に変わったあと，脛骨粗面に付着する．小児期には脛骨粗面にはまだ軟骨があり，ランニング，跳躍で大腿四頭筋が収縮し，脛骨粗面が引かれて損傷を受ける（1章　膝の診察の項，134ページ参照）．

治療は一時的に運動を休ませる．

運動の前には膝前面のストレッチングをよく行わせる（立位で膝を屈曲して手で足首を持ち，足を臀部につける）．

⑫ 変形性膝関節症

著者が山間僻地の「病院外科」で見た外来患者の10.4%が膝の痛みを訴え，そのうち変形性膝関節症は17%を占めていた．

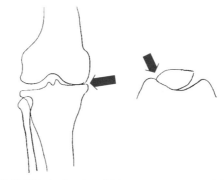

変形性膝関節症（OA）：内側コンパートメントと膝蓋大腿関節（特に lateral facet，内反が進行すると medial facet も）の変化を起こす．つまり 2 compartments の変化．OA の滑膜変化は限局している．

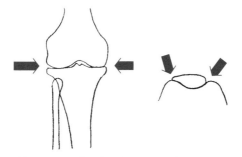

関節リウマチ（RA）：進行すると内・外側コンパートメント，膝蓋大腿関節の 3 compartments の変化を起こす．RA の滑膜変化は広汎である．

2章25　変形性膝関節症と関節リウマチ

◆**症状**

　膝の内側の痛みが多い．進行すれば内反膝（O 脚）を呈する（RA の場合は外反膝〈X 脚〉となることが多い）**2章25**．特に肥満者または肥満の既往のある人が多い．これは，正常膝では重心は膝の中心にくるが，肥満したり重量物挙上では重心は膝の内側に移動するため，内側の軟骨，半月板の変性が進行するからである．水腫はよくあるが熱感はない．変形性関節症の滑膜はマクロファージ（自然免疫↑）が多く，関節温度は体温と同じ，一方，関節リウマチの滑膜は T 細胞が多く暖かい．

◆X線写真

X線は3方向（正面，側面，スカイラインビュウ）を撮るとよい．変形性膝関節症の特徴は内側（medial tibiofemoral compartment）と膝蓋大腿関節（その中でも特に lateral facet）の2つのコンパートメントが狭小化することである．また，骨増殖性変化（骨棘，骨硬化像）のあることが特徴である．

外側関節（lateral tibiofemoral compartment）単独あるいは膝蓋大腿関節単独の変化は珍しく，あったらCPPD（calcium pyrophosphate dihydrate）などの結晶誘起性関節炎の可能性を考えたほうがよい．一方，RAは滑膜による変化であるので，進行すれば内側，外側，膝蓋大腿関節の3つがやられる tricompartmental change である．また進行するとX脚になることが多い．また，RAでは血流が多いため脱灰が起こり，X線上 osteoporotic（骨がうすい）である．また，骨棘や骨硬化像がない．

◆変形性膝関節症の治療

各治療の効果のSMD（standardized mean difference）を併記する[1]．SMDの効果の大きさは小0.2，中0.5，大0.8程度である．

① **減量（SMD 0.42）**：膝には体重の85％がかかるので，減量は重要である．しかし指導しても「私は水を飲んでも太る」と，軽く受け流されるのが普通である．

② **杖の使用**：T字杖を使わせる．体重の分散に有効であるが，いかにも老人に見えるので抵抗が多い．長さは杖先が足の前，外側10 cmにあるとき，握りが大転子の位置にくるかまたは肘屈曲30度になるくらいにする．原則として杖は健側に持たせるが，無理なら患側でもよい．

③ **大腿四頭筋訓練・運動（歩行，太極拳，ヨガ）**：床に膝を伸ばしておき，膝窩部を床へ押し付けるようにすると膝蓋骨が上方へ移動する（大腿四頭筋の等尺性収縮）．そのまま5つ数えさせる．これを1日に20〜30回行う．1〜4 kgの砂嚢や米袋を足関節にくくりつけて椅子に腰掛け，膝を伸展する方法でもよい．また意外であるが運動は効果があり，太極拳・ヨガ（SMD 0.63），歩行（SMD 0.52，短距離

から徐々に長距離へ）を勧める．太極拳は1本足で立ったり横への移動があり，その転倒予防効果はいくつものRCT（randomized controlled trial）で示されている．

④ **外挿板**：靴の中敷（インソール）のようなものであるが，外側を6～7mmほど高くすることにより，O脚を軽度X脚として膝内側への荷重集中を避けようというもの．整形外科に出入りしている義肢装具業者に依頼する．なお米国整形外科学会の膝OAのガイドラインでは外挿板は推奨しないことになった．（2008年12月）

⑤ **サポーター**：膝不安定性のあるときや疼痛の強いときは，支柱付きサポーターもある．

⑥ **消炎鎮痛薬**：経口NSAIDs（SMD 0.28），経皮NSAIDs（SMD 0.20）

⑦ **グルコサミン，コンドロイチン内服**：2008年12月の米国整形外科学会の膝OAガイドラインより推奨しないことになった．

⑧ **Duloxetine（サインバルタ，SMD 0.39）**

⑨ **膝関節穿刺・注入**：ヒアルロン酸製剤（SMD 0.34）は分子量80万のアルツと160万のスベニール（いずれも変形性関節症，肩関節周囲炎に加え，リウマチにも適応）がある．高分子のほうがより有用という報告がある[2]．ステロイドほどの鎮痛効果はないが，副作用が少ないので，これらを主とする．米国のガイドラインでは効果はinconclusive（効果があるとも言えないしないとも言えない）であった．ステロイドは短期除痛に有効である（SMD 0.41）．年間4回までとする論文もある．懸濁性ステロイドでは，偽痛風と同様な結晶誘起性関節炎を誘発することがある．

⑩ **PRP（多血小板血漿）**：患者自身の血液からPRPを抽出して成長因子を関節注入するが，エビデンスが低く推奨しない．米国リウマチ学会（American College of Rheumatology）は強く反対している．

⑪ **手術療法**

(1) **高位脛骨外反骨切り術**：脛骨の外側を楔状に切除して内反膝（O脚）を外反膝（X脚）に変える手術．膝外側コンパートメントに損傷のないことが必要．50代，60代で行われることが多い．

(2) **人工膝関節置換**：術後膝屈曲は90～120度位で正座はできず，椅子の生活となるが，疼痛はなくなり満足度は高い．費用効果が高

く，人工膝関節患者の80％は術後疼痛がなくなる．人工膝関節の10年サバイバルは70〜90％くらいである．60代以上で行われることが多い．

参考文献

1) Katz JN et al：Diagnosis of hip and knee osteoarthritis. *JAMA*. 2021；325：568-578
2) Lo GH et al：Intra-articular hyaluronic acid in treatment of knee osteoarthritis. *JAMA*. 2003；290：3115-3121

[13] 大腿骨骨幹部骨折

下肢の大きな骨折を見た場合，骨盤骨折の合併を疑うこと．骨折部は著しく腫脹し，屈曲し，外旋変形を起こし（足が外側に回旋している），また短縮している **2章26,27** ．わかりにくいときは膝蓋骨の位置を見るとよい．健側と患側で膝蓋骨の位置を見ると患側のほうが外旋している．恥骨結合に聴診器を当て両膝蓋骨を指でたたくと骨折側で音が小さい．

大腿が妙な格好をしていたら骨折と思え．

開放性骨折でなくても皮下で大量に出血するから，輸液しないと失血性ショックを起こすことがある．

◆脂肪塞栓症候群

大きな骨折が起こったとき，骨髄の中の脂肪が静脈に入り，肺の血管に詰まってARDS (adult respiratory distress syndrome) といわれる肺炎を起こしたり，脳に飛んだり（MRIで診断できることがある）することがある．

骨折を起こした患者が頭部外傷もないのに妙なことをいい出したり，同じことを繰り返しいったりするときは，脂肪塞栓症候群の可能性を考える（卵円孔開存による奇異性塞栓）．結膜や皮膚（特に首，前胸部，脇の下）に小さな点状出血が見られることもある．

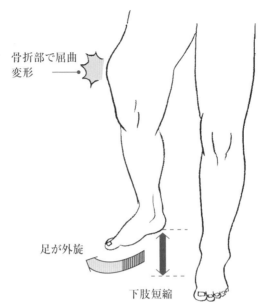

骨折部で屈曲
変形 ——→

足が外旋

下肢短縮

2章26 これが大腿骨骨折だ！（外旋・短縮！）

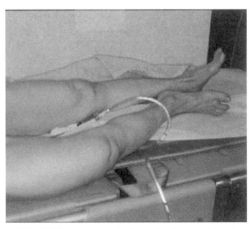

2章27 右大腿骨骨折（外旋・短縮！）

14 大腿骨頸部骨折／大腿骨転子部（間）骨折

　お年寄りがつまずいたりして転んだ直後から，そけい部を痛がり，立つことができないときは，まずこれを考える．布団の上で転んだだけのごくささいな外傷でも起こるので注意せよ！

　若者ではめったにない．仰向けに寝かせると，大腿骨骨幹部骨折と同様，折れた側の足が外旋（外側に回旋）する．また患肢が短縮する．大腿骨頸部骨折は骨頭直下の頸部が折れる場合（大腿骨頸部骨折）とそれより下の大転子から小転子にかけて折れる場合（大腿骨転子部骨折）とがある．内側か外側かで手術法は全く違ってくる 2章28 ．

◆X 線での大腿骨頸部／転子部骨折診断の極意

　X 線での骨折の診断は簡単で，骨の皮質を追いかけていけばよい．皮質が途切れたところが骨折である．しかし，特に大腿骨頸部骨折では骨折がわかりにくいことも多い．

　原則として，骨頭から頸部にかけては，どの方向から見てもなだらかな S 字になっている 2章29 ．ただし，股関節が外旋すると寸詰まりの

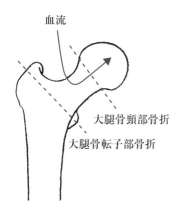

血流

大腿骨頸部骨折

大腿骨転子部骨折

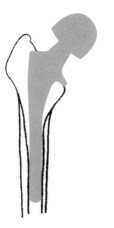

大腿骨頸部内側骨折
に対する人工骨頭置換

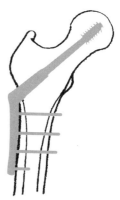

大腿骨頸部外側骨折
に対する CHS 固定

2章28 　大腿骨頸部骨折

S字になる．外旋しているかどうかは小転子を見ればよい．小転子が内側により飛び出していれば外旋していると断定できる．

　このS字が乱れているときは骨折である．わかりにくいときは健側のX線も撮って比べるとよい．大腿骨転子部骨折でもわかりにくいことはある．両側を撮ってみて骨頭が内反（内側におじぎしている）していれば骨折である．また大腿骨頚部の内側皮質の延長線が，それより下の骨

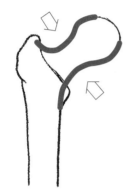 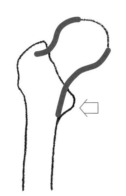 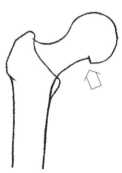

上・下のなだらかな「S」を確認せよ！

小転子のとびだしの大きいときは外旋していることを意味する．このとき，上の「S」は寸詰まりの「S」となる．

「S」が乱れていたら骨折である．

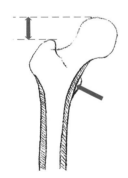 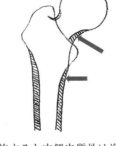 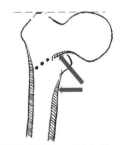

骨頭と大転子は1〜3cmの差がある．
内側皮質骨の連続に注意．

外旋すると内側皮質骨は途切れるが，同じ延長線上にある．

骨頭と大転子の高さに差がなければ骨折である．
内側皮質骨が同じ延長線上になければ骨折である．

2章29 X線での大腿骨頚部／転子部骨折診断の極意

幹部内側皮質に一致しなければ骨折である.

◆大腿骨頸部骨折

　大腿骨頸部骨折は Garden 分類で分類する `2章30`. これは簡単な分類で, 1型が骨頭が外反しているもの, 2型は折れてもそのままのもの, 1型, 2型のときは歩けることがある. 3型は内反しているもの, 4型は完全に分離しているものをいう. 整形外科医に電話で依頼するときは Garden 何型かをいっていただければありがたい (きっと尊敬される). どのような手術にすればよいか見当がつくからである.

　大腿骨骨頭への血流は頸部から入って上行し, 骨頭内に入る `2章28`. したがって, 骨頭直下で折れると骨頭の血流が悪くなり, せっかく手術で骨を接合しても後で骨頭の壊死を起こすことが多い.

　骨折しても骨の転位がほとんどなければ (Garden 1型, 2型), 螺子 (ねじ), 鋼線, ハンソンピンロックなどで固定する.

　骨の転位が大きいとき (Garden 3型, 4型) は, 最初から人工骨頭置換をすることが多い.

　なお股関節の骨頭のみ置換することを人工骨頭置換といい, 骨頭と臼蓋両方を置換することを人工股関節置換 (変形性股関節症などで行われる) という. 米国では大腿骨頸部骨折でも人工股関節置換を行うことがある.

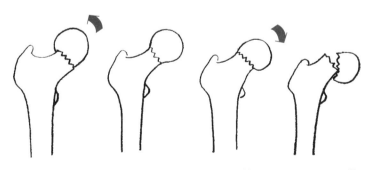

|　1型|　2型|　3型|　4型|
|骨頭が外反している.|骨頭はそのまま.|骨頭が内反している.|骨頭がはずれた.|

`2章30`　**大腿骨頸部骨折の Garden 分類**

この場合は，骨折していても骨頭の血流は保たれているので透視下整復のうえ，骨の接合を行う．コンプレッション・ヒップ・スクリュウ（CHS）とかエンダー釘，ガンマネイルなどで固定する．現在日本で一番よく使われているのは CHS とガンマネイルである．股関節学会のことを Hip Society という．何だかおかまの集まりみたいである．

ガンマネイルより CHS のほうが合併症が少ない．全麻より腰麻，硬麻のほうが 1 カ月後死亡率が少ない（Dynamed）．転子下骨折ではもっぱらガンマネイルを使用する．

15 股関節脱臼

車の正面衝突で起こることが多い．衝突で膝をダッシュボードに打ち付け，大腿骨がロケットのように後ろへ飛び出して後方へ脱臼する．

股関節は屈曲かつ内転（股を内側へ閉じる動作）したままで動かすことができない．後方に脱臼するから患肢の膝の高さが低い **2章31**，**2章32**．後方へ脱臼するとすぐ後ろに坐骨神経があるため，この麻痺を起こすことがある．

足趾を動かせるか，しびれはないか聞いておこう．早めに整復しないと後で大腿骨骨頭壊死を起こすことがある．整復は麻酔下でないと不可能のことが多い．

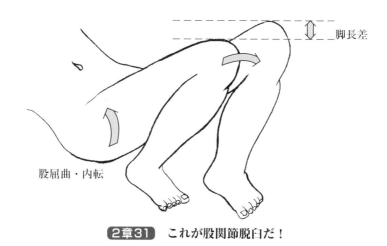

脚長差

股屈曲・内転

2章31 これが股関節脱臼だ！

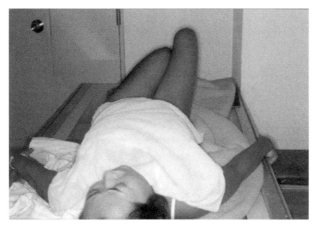

2章32　左股関節脱臼．左股関節の屈曲・内転，左膝の高さが右より低い．

◆整復法

　麻酔下に1人が両手で骨盤を押さえる．もう1人は患者の膝を屈曲し，両手で下腿を持つか，または下腿を肩にかついで股関節を内旋位で天井方向に引っ張る．入ったら外転，外旋する．「エイ，ヤーッ」と掛け声を掛けよう．

16 骨盤骨折 2章33

　外からはわかりにくい．骨盤を軽く押さえてみて痛みの有無を確認．何度も押すと再出血を起こすので1回だけとする．時間が経つと骨盤付近が腫れてくる．出血がひどく，容易に数リットルは出る．<u>ショック，失血死を起こしやすいので病院への搬送を急げ！</u>　ひどい骨盤骨折を見たら，血圧がまだ下がっていなくても十分な輸血を用意しておく．

・Malgaigne（マルゲイン，マルゲーニュ）骨折：骨盤輪が2カ所で折れ，不安定なもの．骨盤輪が1カ所で折れているときは安定している．治療は保存的治療が多いが創外固定やプレート固定を行うこともある．

・横から落ちると，特に恥骨枝の骨折を起こす．

・前後から挟まれると，恥骨結合が離開し，本を開いたような形（open book型）になる．腰の回りにシーツを回し締め上げる（シーツラッピング）．救急隊は簡易骨盤固定具（ペルビッキー，サムスリング，T-

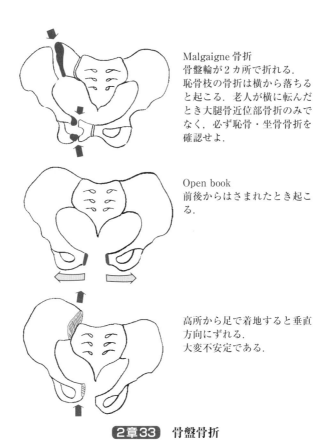

Malgaigne 骨折
骨盤輪が2カ所で折れる.
恥骨枝の骨折は横から落ちる
と起こる. 老人が横に転んだ
とき大腿骨近位部骨折のみで
なく, 必ず恥骨・坐骨骨折を
確認せよ.

Open book
前後からはさまれたとき起こ
る.

高所から足で着地すると垂直
方向にずれる.
大変不安定である.

2章33 骨盤骨折

POD 等)で固定する. オープンブック型や垂直剪断型, 不安定型でも
骨折整復, 安定化, 骨髄腔容量減少が期待でき少なくとも有害でない.
ただし側方圧迫型, 寛骨臼骨折型では過整復による神経, 血管, 膀胱損
傷を生じることがあり X 線, CT でこれを確認したら無理に行わない.
・高所からの転落で足から着地すると, 骨盤が垂直方向にずれる.

17 脊椎圧迫骨折

若者では高所から飛び降りて尻餅をついたり, 前屈みになってるとこ
ろへ後ろからのしかかられたりして起こる. **2章34** は脊椎圧迫骨折が
起こった瞬間の写真である. 下敷きになった男性の第12胸椎の骨折が起
こった.

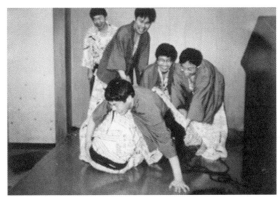

2章34　脊椎圧迫骨折の起こった瞬間！（事の重大さにまだ誰も気づいていない．）

　老人の場合，布団の上で軽く尻餅をついたり，または凸凹道で車が縦揺れしただけで骨折することがある．背伸びで起きることもある．背中を痛がり，わずかの動作で非常に痛がる．また，肋間神経に沿って痛みが腹部まで放散することがあり，内科医によく腹部疾患と間違われる．

　老人であいまいな腹痛を見たら，痛みが背中から側腹部，前腹部に放散してないか尋ね，棘突起の打痛を確認するといい．ときに麻痺性イレウスを起こす（腹部X線で，ガスは普通，胃，十二指腸，大腸にしかないが，麻痺性イレウスでは胃，十二指腸，小腸，大腸すべてにガスがある）．

　第8胸椎周辺および第12胸椎周辺の骨折がもっとも多い．胸腰椎移行部が折れた場合，案外このあたりには痛みを感じず，もっと下の臀部近くに痛み（放散痛）を感じることが多く，病院でX線を撮っても見逃されてしまうことがある．背骨をこぶしで上から下へ軽く叩いてみると，骨折部に一致して痛みを訴えるのでわかる．座位だとはっきりせず，寝かせて叩いたほうがよくわかる（座位だと骨折椎体がかみこんで安定するため？）．下肢のしびれ，麻痺がないか確認すること．

　治療は，保存治療が多いが，麻痺があるときは手術することもある．

18 鎖骨骨折

　肩を強く打撲して起こることが多い．骨折部には必ず圧痛（押さえると痛む）がある．

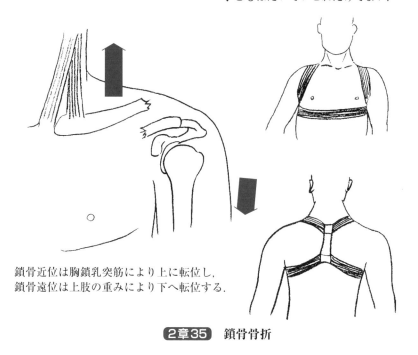

鎖骨骨折は「気をつけ」でよい格好に整復されるのでクラビクラバンドをかける. 子どもはたいていこれだけでよい.

鎖骨近位は胸鎖乳突筋により上に転位し, 鎖骨遠位は上肢の重みにより下へ転位する.

2章35 鎖骨骨折

鎖骨の中1/3で折れることが多い. 折れると, 近位側は上に転位し(胸鎖乳突筋で引かれる), 遠位は下に転位する (上肢の重みで下に下がる) **2章35** .

◆治療

胸を張った格好 (気をつけ！) で鎖骨はよい位置に整復されるため, たすきをかけるとよい. クラビクラバンド (たすき) は鎖骨骨折専用に作られた装具. 急性期はクラビクラバンドをしたうえ, 患側は三角巾をすると痛みが楽である.

19 肩関節脱臼

肩を内旋したまま外転 (手の甲を前に向けたまま肩を外側に挙げてい

く）すると，115度以上挙げることはできない．これは上腕骨の大結節が
肩甲骨の肩峰に衝突するためである（肩の診察の項参照）．ここで肩を外
旋すると（手の平を上に向けると）180度まで外転できる（96ページ参
照）．肩を内旋したまま外転を強制されると肩峰がてこになり，肩の前方
脱臼が起こる．肩の後方を強打して前方へ脱臼することもある．1回脱臼
が起こると，肩を外転外旋（バレーボールのサーブの動作）するだけで習
慣性に脱臼することがある．肩の前方脱臼が起こると，肩の丸みがなくな
り，肩峰が飛び出し，肩章サイン（自衛官が肩に付けている階級章）が見

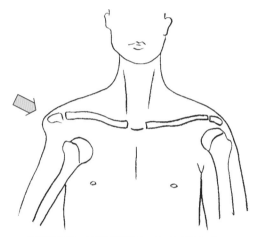

2章36　肩関節脱臼での肩章サイン

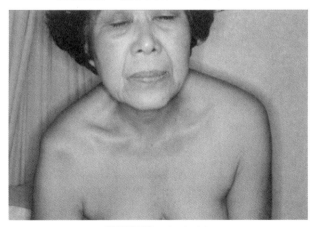

2章37　右肩脱臼

られる 2章36,37．左右を見比べて肩の丸みの有無に注意しよう．

　特に若者は脱臼したら整復後3週間は固定しておかないと，習慣性になってしまう．習慣性脱臼は手術することもある．

　なお整復後の肢位は三角巾で手を腹につけるよりも，「小さく前へならえ」（指先を前に向ける）の形のほうが再脱臼が少ないといわれる．

◆整復法

　いずれの方法も，患者にいかに脱力させるかが最大のポイントである．一般の教科書では，Kocher法が書かれているが，これは「てこ」の原理を使うものであり，特に老人の場合，脱臼の整復操作中に上腕骨外科頸骨折を起こしてしまうことがあるので，筆者は使用していない．

　Stimson法 2章38：高いベッドにうつ伏せに寝かせ，ベッド端から上腕を下へ垂らす．手に数キロの錘りをくくりつけ（手に握らせると筋肉に力が入るのでダメ），雑談をして本人がリラックスするのを5〜10分間待つ．それで整復されなければ脇の下に両手を入れ外側へゆっくり引っ張る．やせた人ならこれで整復できる．

　Rockwood法 2章39：ベッドに仰向けにし，腋の下にバスタオルを通して反対側へ助手が牽引をする．術者は手首をつかみ，下方へひっぱる．極力，患者にリラックスさせる．このまま肩を外転してもよい．

　Hippocrates法 2章40：ベッドに仰向けにし，術者の足を患者の腋下に入れ，母趾で骨頭を外側に押しつつ腕を尾方に引っ張る．

　どうしても患者が脱力できず整復不能の場合は，ラボナールやプロポフォール4〜5 mL（ultrashort acting barbiturate）で静脈麻酔して行う．呼吸停止に注意し，バッグバルブマスクを用意しておこう．数分で意識は戻る．

20 肩鎖関節脱臼

　鎖骨の外側と肩峰の間にある肩鎖関節が脱臼するもの 2章41．

　肩鎖関節に段ができ，一見肩関節脱臼に似るが，肩の丸みが保たれていることに注意しよう．完全脱臼すると，ピアノキーサインといって鎖骨外側を指で下へ押すとピアノキーのように下がる 2章42．完全脱臼では手術が行われる．とりあえず病院まで三角巾をさせる．

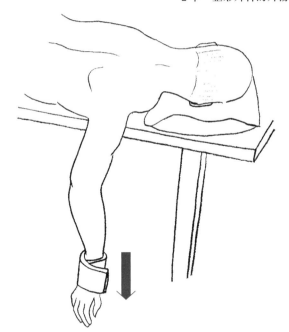

2章38　肩関節脱臼の整復：Stimson 法

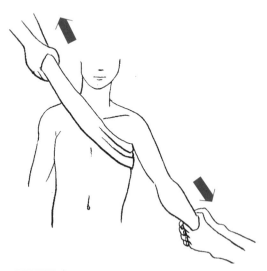

2章39　肩関節脱臼の整復：Rockwood 法

21 上腕骨外科頸骨折

老人で多い．上腕骨の頸部は解剖頸といわれるところであるが，骨折はここより少し下の部分で起こりやすい．この折れやすい所を外科頸という 2章43 ．

22 (小児) 上腕骨顆上骨折

小児の場合，肘を伸ばして手を地面についてこの骨折が起こることが多い．小児の場合，肘が過伸展するため（ 2章44 ，1章 肘の診察の項，86，89 ページ参照），肘頭が上腕骨顆上部に衝突し，骨折が起こる．これを伸展型骨折という．

肘を曲げて転落し，肘をついてここが折れることもあり，これを屈曲型骨折という．ほとんどは伸展型骨折である．

上腕骨顆上骨折では，特に上腕動脈が骨折部で障害されることがあり 2章45 ，手への血流がなくなり筋肉（虫様筋，骨間筋）が壊死して，数カ月後にフォルクマン拘縮（ 2章46 ， 2章53 ）といわれる手の拘縮を起こすことがある．小児の肘の骨折は，このように大変危険なことがあり，要注意である．骨折後，痛みが非常に強い場合，血流障害を考

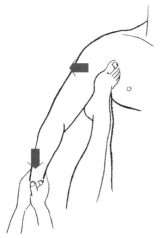

2章40 肩関節脱臼の整復：
Hippocrates 法

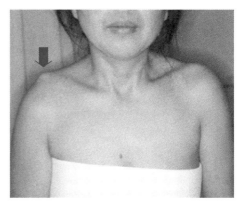

2章41 右肩鎖関節脱臼

え，注意深い観察が必要である．指の動き，指や爪の色をよく観察せよ．

　上腕骨顆上骨折は，後方病院へ送る場合，整復操作はせず，そのまま
の形でシーネ固定して送る．

　伸展型上腕骨顆上骨折の整復は，透視下で牽引しつつ肘を屈曲位に
もってきて，経皮的鋼線固定をしたり，ギプスを巻くが，これは循環障
害を起こしやすい位置でもあり，注意が必要である．

　また，上腕骨顆上骨折は遠位骨片が内施位で固定されると後年，内反

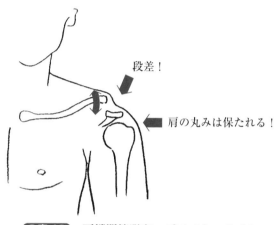

2章42　**肩鎖関節脱臼：ピアノキーサイン**

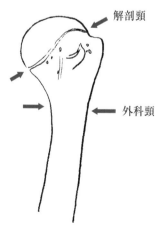

2章43　**上腕骨：骨折は解剖頸でなく外科頸で起こる**

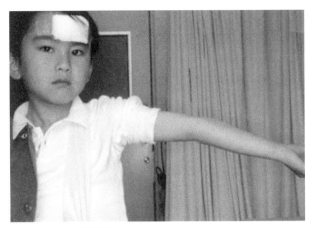

2章44 小児は肘が過伸展する

肘を起こしやすい（前へならえをすると肘が天井に飛び出す）．病院で，即日手術できず不安な場合は入院させ，ベッドに寝かせ上肢を天井方向へまっすぐスピード牽引（skin traction）しておけば，整復位ではないが腫脹を減らすこともでき，とりあえず安心である．

23 上腕骨外側上顆炎（テニス肘）

肘は手をおろして手の平を前に向けたとき肘の内を内側とし，外を外側とする．外側の上腕骨外側上顆に手首を上に曲げたり（背屈：テニスのバックハンド），手首を外に回転（回外：パチンコの操作）させたりする筋肉が付着する．このような動作のやりすぎで肘の外側が痛くなる．テニス肘の誘発テストは手首を背屈させ，それに抵抗をかけると外側上顆に痛みを訴える（1章　肘の診察の項，84，87ページ参照）．

24 上腕骨内側上顆炎（野球肘）

手の平を下に曲げ（掌屈）たり，手首を内側に回転（回内）するとき使う筋肉は，肘の内側に付着する．このやりすぎで肘の内側が痛くなる**2章47**．また，投球動作の加速期に，肘の外側に骨と骨がぶつかりあう力が働き，上腕骨小頭の離断性骨軟骨炎を起こして骨片が遊離（関節ねずみ）することもある．

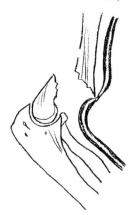

2章45　上腕骨顆上骨折での上腕動脈損傷

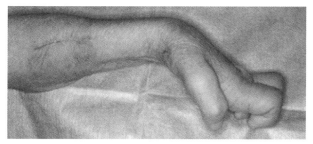

2章46　フォルクマン拘縮

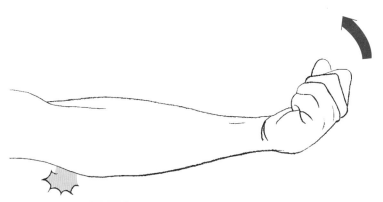

2章47　上腕骨内側上顆炎（野球肘）

25 肘内障

幼児が特に手の甲を上に向けた位置で強く手を引っ張られたとき，肘の橈骨小頭が輪状靱帯から抜けかかる状態 2章48．整復方法は肘を屈曲しつつ回外する（盆踊りのように手の平を患者の顔に向ける）．これでだめなら肘を屈曲しつつ手を回内する（患者の手の甲を患者の顔に向ける）（1章 肘の診察の項，86，88 ページ参照）．

このどちらかで肘内障を整復できなかったことは筆者は1回もない．もし，幼児が転んで肘を動かさなくなったときは，肘内障でなく，上腕骨顆上骨折の可能性があり，このような操作をしてはならない．肘内障を疑うのはあくまでも手を引っ張られたときである．また，乳児がうつ伏せになり，前腕が体の下に入って自分で肘内障を起こすこともある．

26 橈骨遠位端骨折

小児と老人で多い骨折である．手をついて起こるが，手の平を地面について骨折の遠位側が手の甲側にずれる場合をコレス骨折という．手の甲を地面に着いて遠位が手の平側にずれる場合をスミス骨折という〔カラス（コレス）は上に，鍛冶屋（スミス）は下に，と覚える〕．コレス骨折の場合，横から見るとちょうど，フォークのような変形が起こり，一見して明らかである（フォーク状変形，2章49）．特に掌側のカーブに注意するとよい．背側のカーブはわかりにくいことがある 2章50．掌側で図のようなカーブが見られたら，コレス骨折とほぼ断定できる．

◆整復法

看護師に患者の上腕を持たせ，対抗牽引させて術者は手を引っ張るが，筆者は患者を透視台に寝かせ，術者の足底を患者の上腕の上に載せ，肘を屈曲して術者の両手で手を天井方向に全力で引っ張りあげる．手を掌屈・尺屈位に持ってくる．この位置でギプスを巻く．帰宅後などに腫脹が続き，ギプスで締め付けられて循環障害を起こすこともある．旅行者などで翌日再診できぬときは sugar tong splint（U字スプリント）などにしておいたほうが無難である．

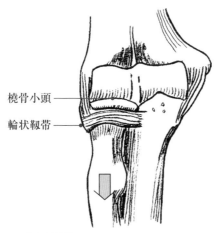

2章48 肘内障のメカニズム

橈骨小頭

輪状靱帯

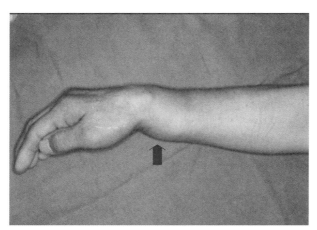

2章49 コレス骨折，フォーク状変形
矢印のカーブに注目！　正常ではこのカーブは決してない．自分の手首と比べよ．

27 突き指

　突き指とひとくちにいってもいろいろある **2章51** ．突き指というと，やたら指を引っ張る人がいるが，引っ張って治せるのは脱臼だけである．

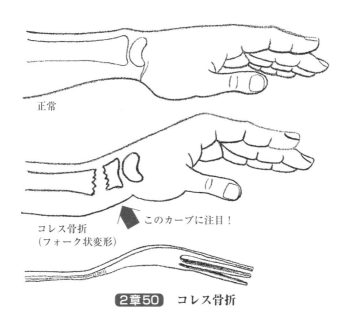

正常

コレス骨折
（フォーク状変形）

このカーブに注目！

2章50 コレス骨折

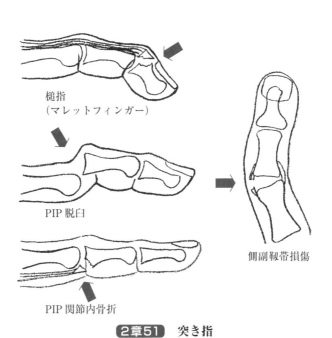

槌指
（マレットフィンガー）

PIP 脱臼

PIP 関節内骨折

側副靱帯損傷

2章51 突き指

・槌指（マレットフィンガー）
・脱臼
・関節内骨折
・側副靱帯損傷
・中手骨骨折

　2, 3週間固定する場合は，遠位指関節（DIP）は伸展位，近位指関節（PIP）は伸展位，中手指関節（MP）は屈曲位でよい **2章52**．これは，手は腫れると，この位置と逆にDIP屈曲，PIP屈曲，MP伸展して拘縮しやすいからである **2章53**（Volkmann拘縮の形）．また，MPの側副靱帯は，屈曲で一番長くなり伸展で短縮する．だから，伸展位で固定すると，靱帯が短縮したままで拘縮することがあり，屈曲できなくなる．

28 熱傷

◆分類
　1度から3度に分類する．
・1度熱傷：要するに日焼け．表皮内に留まり乾燥して赤い．鎮痛薬とワセリン程度で十分．

・2度熱傷：真皮内までのもの．真皮内で最下層の神経血管は保たれる．水疱が形成されるか水疱がない場合は液で濡れ，疼痛激しく，圧迫で白変する（真皮下層の神経血管が保たれているから）．洗って軟膏塗布か創傷治療剤貼付し，湿潤環境を保つ．ゲーベン不可．
　創傷治療の最大のポイントは，「創はwetに（湿潤環境で治癒しやすい），その周囲の正常皮膚はdryにして，ふやけさせない」ことである．正常皮膚がふやける（macerate）と皮膚は白くなり崩れ，感染を起こしやすくなる．「創はwet，周囲皮膚はdry」を念頭に置いて創傷被覆材を選択すればよい．浸出液がほとんどなければサランラップのようなもので十分であるし，ラップの下に浸出液が貯留すると感染を起こすので吸収できる製剤を選ぶ．再表皮化に2〜3週以上かかると肥厚瘢痕を起こすので皮膚移植を考慮．
　また真皮には皮膚付属器（毛嚢，脂腺，汗腺）があり，この付属器は角化細胞（keratinocytes）で包まれている．2度熱傷では創縁から

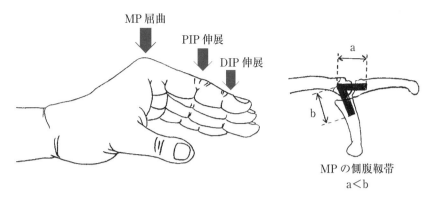

MP 屈曲

PIP 伸展

DIP 伸展

a

b

MP の側腹靱帯
a＜b

2章52 手指固定はこの形で（intrinsic plus position）

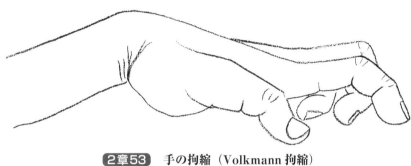

2章53 手の拘縮（Volkmann 拘縮）

だけでなく，この角化細胞からも新生皮膚ができる．したがって毛嚢がたくさんある頭皮では，表皮化は4～5日以内と速い．

・3度熱傷：色はさまざまで（黒褐色，黄褐色），血管が破壊されているため乾燥気味で圧迫しても白変しない．神経が破壊されているため疼痛は少ない．広島では爆心地から1.2 km 以内はすべて3度熱傷であった．
　皮膚付属器（毛嚢，脂腺，汗腺）は破壊されているので，皮膚再生は創縁からのみ起こる．3度熱傷では切除と皮膚移植が原則である．
　熱傷深度の判定は救急では難しい．深さの異なる創が混在しているのが普通であるし，また創が典型的でないことも多いからである．3日から5日たってから判定すればよい．

◆面積

熱傷面積は大人は9の法則で判定．乳幼児では5の法則を使うこともある **2章54**．患者の手の平が大体1%とおぼえておこう（自分の手の平ではない！）．

小児で20%の熱傷で死亡率5%，90%熱傷で死亡率90%である．

◆緊急処置

水道水による冷却で十分である．70度以上の湯がかかると1~2秒で深い熱傷になる．45度くらいでも6時間も作用すると深い熱傷になる（低温やけど）．湯がかかって服を脱いだりしていると，その間に深い熱傷になってしまう．また服を脱いでいると水疱が破れやすい．だから，ただちに服の上から水道水をかけよ！氷水だと冷たすぎて凍傷を起こし，かえって皮膚破壊の深度を深くしてしまう．脱衣は無理に行うな．

熱傷の厚さは1~2 mmなので，冷却時間は最大1分でよい．それ以上の長時間の冷却は低体温とショックを引き起こす．冷却の後は，清潔で乾いたシーツや毛布で患者の保温に努める．

熱傷患者は重傷者であっても，受傷直後は元気であり，歩いて来たりする．しかし，数時間後には，体液の体外流出のためショックが始まり，死亡したりする．最初の元気さにだまされないこと．また，気道熱傷に注意せよ．炎を吸い込んだ場合に起こり，受傷後4時間から24時間で喉頭の浮腫が発生し，呼吸困難を起こすことがある．鼻毛が焦げていたり，痰にすすが混じったり，声がかすれていたり，顔面に熱傷があるときは要注意である．20%以上の熱傷では体液漏出でburn shock（24時間起こる）を起こすので輸液する．Parkland formula（Baxter公式）で最初の24時間に乳酸リンゲル4 mL/kg×熱傷面積（%）×体重（kg）を8時間で半量，16時間で半量入れるが，最初の8時間以後は尿0.5 mL（小児1 mL）/kg/hで調節すればよい．高代謝なので早期から経管栄養考慮．過剰輸液でfluid creep（呼吸不全，心不全，コンパートメント）起こす[1]．

参考図書

1) Greenhalgh DG：Management of burns. *N Engl J Med.* 2019；380：2349-2359

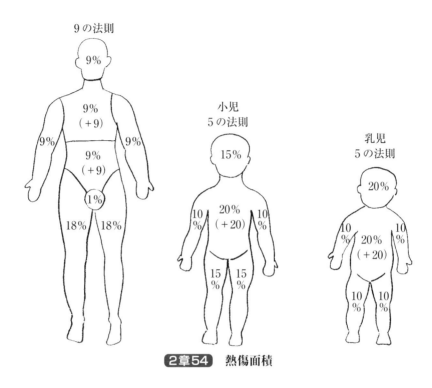

9 の法則

9%

9%
（＋9）

9%   9%

9%
（＋9）

1%

18%   18%

小児
5 の法則

15%

10
%   20%
（＋20）   10
%

15
%   15
%

乳児
5 の法則

20%

10
%   20%
（＋20）   10
%

10
%   10
%

2章54　熱傷面積

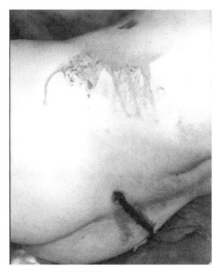

2章55　貫通銃創

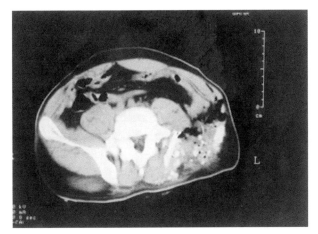

2章56　貫通銃創

29 銃創

2章55 は突然外来に運びこまれてきたライフルにより腹部から臀部に貫通した銃創である．臀部から絶え間なく出血し，来院時血圧 60 であった．CT では腸骨が粉砕している **2章56**．

筆者はこのときまで銃創の知識が全くなかったため，何をどうすればよいかわからず頭が真っ白になってしまった．医師たる者，常に何にでも対応できるように勉強しておくことの重要さを思い知らされた．銃創は国内の教科書ではほとんど扱われていないので詳しく述べる．

◆ **弾丸の速度**

拳銃とライフルでは同じ銃創といっても威力は全く違う．弾丸のエネルギーは $1/2 \cdot m \cdot v^2$（m：質量，v：速度）なので速度に大きく依存する．秒速 300 m 以下の弾丸を low velocity（速度）missile といい，これには一般の拳銃（hand gun）が相当する（25 口径オートマチック：240 m/s，32 コルト：200 m/s，357 マグナム：450 m/s，45 オートマチック：250 m/s）．オートマチックとは，リボルバー式でなく引き金を引くと弾倉から自動的に弾が装填されるもの．

米国では拳銃による四肢の外傷は外来治療が主である．

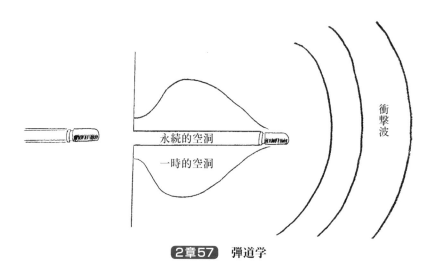

永続的空洞

一時的空洞

衝撃波

2章57 弾道学

　秒速300 m以上の弾丸を high velocity missile といい，ライフルや軍事用の武器が相当し，秒速600 mから1,000 mになる（222レミントン：960 m/s，270ウィンチェスター：1,050 m/s，軍用U. S. M-16：960 m/s）．ライフルは銃身の中に銃弾を回転させるための溝（旋条）が刻まれている．

　銃弾の速度が15 m/s以上あれば，皮膚を容易に破る．120 m/s以上あれば体内どこでも入る．

　米国で一番多いのは32から38口径の中口径による銃創で，それに次いで45口径の大口径，次いで小口径の順であり high velocity missile によるものは少ない．

　ショットガン（散弾銃）は至近距離で用いる low velocity missile であるが，銃弾の質量が大きいため威力が大きく，high velocity missile と同様の銃創と考えられる．射入口，射出口ともに非常に大きくなり，創内には銃弾，着衣片，皮膚，毛などが押し込まれ，大変な汚染創になる．

◆弾道学 ballistics

　銃による外傷は3つの因子が重要である．すなわち，crush（破砕），shock wave（衝撃波），cavitation（空洞形成）の3つである **2章57**．

　つまり弾が体に当たると，まずそこで皮膚が裂け（crush），体内に入ると特に high velocity missile の場合，衝撃波により遠隔の軟部組織の

破壊を起こし，また弾道に沿って空洞（cavitation）ができる．この空洞は弾丸の直径と同じ径の永続的空洞（permanent cavity）の他に一時的な空洞（temporary cavity）が形成される．これは弾丸が通過途中に周囲の組織が圧迫され，また元に戻るが，組織は破壊される．弾丸の速度が速いほどこの一時的空洞（temporary cavity）は大きくなる．弾丸は速くなるほど（特に900 m/s 以上）飛行中不安定になり，振動（yaw）したり，前後に回転（tumble）したりする．このため余計に永続的空洞は大きくなる．また空洞は陰圧になるので体外の細菌が入り込む．細菌は銃弾による熱だけでは死滅しない．弾道は汚染されたものと考える．

◆弾丸の性質

　弾丸は鉛合金でできているが，威力を増すために表面に様々な加工をされており，non jacketed, jacketed, semijacketed, hollow point, soft point, fluid-filled などがある．国松元警視庁長官の狙撃に使われたのは hollow point であった．hollow point や soft point は人体に当たると弾の先端が割れて直径が増し威力を増すようになっている．soft point bullet は当たった瞬間，永続的空洞が200％から250％になり，また射出口は非常に大きくなる．国松元警視庁長官の談話によると，一発目の銃弾は背中から腹に抜け，後ろから突き飛ばされたような感じがしたとのことである．立て続けに二発目，三発目がそけい部に命中し，四発目ははずれたという．

◆銃創の種類

　　貫通銃創：弾丸が体内を貫いて体外に出たもの
　　盲管銃創：弾丸が体内にとどまっているもの
　　擦過銃創：弾丸がかすって体表にできた表皮剥脱，または溝状の銃創
　　反跳銃創：速度の衰えた弾丸が皮膚に当たっただけで体内に入らず跳
　　　　　　　ね返ったもの
　　　　　　　（皮膚に損傷がなくても深部に損傷を起こすことがある）
　　回旋銃創：頭部に入った弾丸が頭蓋骨の中で一周し，射入部近くで射
　　　　　　　出するもの
　　跳弾銃創：弾丸が地面や壁に当たり，跳ね返ってから身体に当たるもの

遠射では射入口の大きさは弾丸の大きさより少し小さい．弾丸が体表に垂直に当たれば円形，斜めに当たると楕円形の射入口となる．近射では星状になる．射出口は一般に射入口より大きい．ただし接射の場合，射出口は射入口より小さいことが多い．

◆銃創を見たときの質問，確認事項

　質問事項：①火器の種類，②弾丸の種類，③発射距離

　確認事項：①射入口に火薬が付着してないか（至近距離（拳銃で1m以内）で撃たれると火薬が付着する）

　確認事項：②射入口と射出口の確認

30 爆創

　爆発（ガス，爆弾）は，爆発物が高速で気化し，球状の衝撃波として広がる．爆創には4種類のメカニズムがある **2章58** ．

　①primary blast injury（1次爆傷）：衝撃波によるもの

　②secondary blast injury（2次爆傷）：飛んできたガラスや木片，石によるもの

　③tertiary blast injury（3次爆傷）：壁などに叩きつけられて起こる

　④その他：熱傷，ガス中毒

◆ Primary Blast Injury：1次爆傷[1]

　爆発物の周囲に壁などがあると，衝撃波が反射し，圧は何倍にもなり重傷となる．また，水中爆発だと圧は高速で伝わり重傷となる（腸管破裂が多い）．1次爆傷は気体を含む臓器（耳，肺，大腸）にほとんど限られる．気体の多い臓器は高圧の衝撃波で容易に圧縮されて破裂するからである．爆発で鼓膜はもっともやられやすい．鼓膜がやぶれているかどうかは（患者は耳鳴り，耳の痛み，聴力低下，耳出血などを訴える），爆発の有無の重要な指標である．

　肺や大腸の損傷を起こすくらいの爆発は，高率に鼓膜の穿孔を起こす．鼓膜破裂例の2割がなんらかの重傷臓器障害を合併するといわれる．

　爆発の後，耳の症状を見たら，必ず肺の損傷を疑い，酸素を投与せよ！　咽頭の点状出血も爆発に特徴的である．

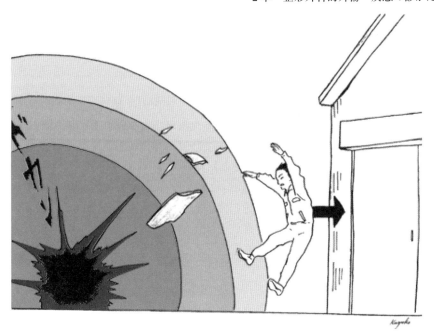

2章58　爆創

　肺は衝撃波で胸壁が押されて損傷される．肋骨骨折や胸壁の外傷がな
くても肺挫傷，気胸，肺水腫などを起こす．気胸があるとき酸素を加圧
すると，気胸は悪化するので加圧しないこと．また，急速な輸液で肺水
腫は悪化するので注意．肺胞が破れ空気が血中に入り動脈塞栓を起こ
し，心筋梗塞や脳梗塞を起こすこともある．眼底鏡で血管内の塞栓がわ
かることもある．

　動脈塞栓の場合，高圧タンク室のある病院が必要になる．primary
blast injuryは体表の外傷が全くないことも多く，容易に見逃される．疑
わなければ見つからない．まず，耳を見よ！

◆挫滅症候群

　患者が瓦礫の下にいる時は，挫滅症候群による腎障害（ミオグロビン，
尿酸による尿細管閉塞）を予防せねばならない．

　最初の6時間以内，患者がまだ瓦礫の下にいる間から生理食塩水1 L/h

（10〜15 mL/kg/h）を開始し，救出されたら低張生理食塩水（K の入っていないソリタ T1〔Na 90 mEq/L〕かソリタ T4〔Na 30 mEq/L〕など）に替える．[2]

低張生理食塩水 1 L 当たり重曹 50 mEq（メイロン 84 注 50 mL）を追加し尿 pH を 6.5 以上に保ちミオグロビン，尿酸の尿細管沈着を防ぐ．尿量が 20 mL/h を超えたら 20%マンニトール 50 mL を輸液 1 L 毎に加える．

時間尿量 300 mL/h を超えるようにし，1 日 6〜12 L くらいまで輸液する．K 入りの輸液（ソリタ T3 など）は不可！

転送する時は Kayexalate 経口，注腸して高 K による死を避けよ．

大地震の場合，透析には大量の水が必要であり被災地では十分な水を確保できない．また挫滅症候群は時間が経てば経つほど搬送が困難になるので，できるだけ早く後方病院へ送れ．

◆瓦礫の下の医療（CSM：Confined Space Medicine）[3]

瓦礫の下で人が閉じ込められている場合

・救助者の安全七つ道具

　　ライト付きヘルメット，ゴーグル，防塵マスク（N95 以上，できれば吸収缶付き），手袋，安全靴（爪先に鉄板），肘と膝のプロテクター，ホイッスル・無線器

・使用器材はすべて外部で準備し瓦礫内で店を広げるな．

・侵入は原則 1 名，処置が必要なときのみ 2 名，それ以上は無駄．

・鎮痛の基本はモルヒネ系，麻酔はケタミン静注・筋注．

・患者に接近したらまずボイスコンタクト，自己紹介，相手の性，氏名，年齢，訴え，手を握り診察，静脈路確保し大量輸液開始．

・閉じ込められた人の 9 割はコンクリートで熱を奪われ低体温となっているので壁と体の間に毛布を差し込み上からは保温シートをかける．

参考図書

1) De Palma RG et al：Blast Injuries. *N Engl J Med*. 2005；352：1335-1342
2) Sever MS：Management of Crush-Related Injuries after Disasters. *N Engl J Med*. 2006；354：1052-1063
3) DMAT 事務局研修プログラム検討委員会編：日本 DMAT 隊員養成研修受講生マニュアル（ver 3.1）2007

3章　高齢者の姿勢のなぞを解く

　背の曲がった老人を見ると内科の先生方は「脊椎圧迫骨折！骨粗鬆症！」と断定されることが多い．ところがそうではないのである．

　1988 年に著者は日本整形外科学会誌に「老人姿勢の研究」を発表した．当初は内容にさほど自信がなかったが，歳月が経つうち次第にいろいろな方に引用していただけるようになり，また歳月が経っても筆者の理論以上に老人姿勢をよく説明できる理論が現れず，次第に正しさを確信するようになった．以下はそのさわりである．

◆老人姿勢のしくみ

　以前，志村けんが老人のまねをするのを見たことがある．その際，彼は背中を丸め膝を曲げ，そして後ろへそっくりかえるように歩いていた．なぜこれで老人のまねができるのか不思議に思い，その理由を考えてみたのが **3章1** である．

　すなわちまず脊椎の屈曲変形が起こり，前屈みになる．これを立て直すには骨盤を後ろへ傾けることが必要になる．これには股関節を伸展するかまたは膝関節を屈曲させればよい．骨盤を X 度後傾するのを股関節のみで行うとすれば，股関節を X 度伸展すればよい．

　一方，膝関節のみで行うとすれば，下肢は大腿と下腿の長さがほぼ等しく膝を頂点とする二等辺三角形と考えられるから，骨盤を X 度後傾するには膝を 2X 度屈曲しなければならない．実際には股関節と膝関節の両方を組み合わせて行っているのであろう．むろん，足関節も加わる．

　従来，脊柱変形の研究は脊柱のみにとどまり，下肢による代償はほとんど考慮されることはなかった．というわけでテレビで志村けんを見たことがこの研究のきっかけである．

◆老人姿勢の分類とその X 線学的原因

　さて，老人姿勢と一口にいってもさまざまである．老人姿勢を呈する 128 例の立位側面普通写真から老人姿勢を次の 4 つに大別し，さらに X 線写真からその原因を探った **3章2,3**．

1) 伸展型 (extended type)

　図のように背部が一直線に近くなり，後ろへと反り返るものを伸展型（従来の平背，凹背）とした．脊椎 X 線よりの圧迫骨折と椎間板変性の分布を **3章2** に示す．この型では胸椎圧迫骨折よりも腰椎椎間板変性が比較的多いのがわかる．また，この型は平均年齢が 4 型の中で最も若い（p<0.01）．

2) S 字型 (S-shaped type)

　3章3 のように胸椎の後弯と腰椎の前弯が正常よりもさらに強調され，S 字のようになるものを S 字型（従来の凹円背，円背，亀背）とした．この型は胸椎圧迫骨折が主体であり，腰椎椎間板変性が少ない．1 人当たりの圧迫骨折数でもこの型が最も多い（p<0.01）．

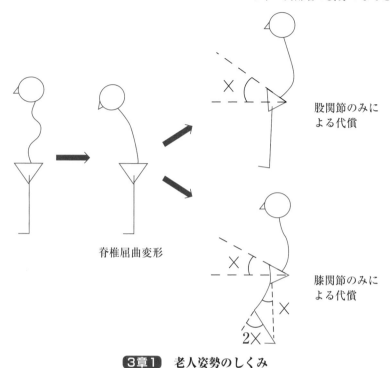

股関節のみに
よる代償

脊椎屈曲変形

膝関節のみに
よる代償

2✕

3章1　老人姿勢のしくみ

3）屈曲型（flexed type）
3章3 のように背部が全体に円背となり，頭部が前方へ出るものを屈曲型とした．この型は胸椎圧迫骨折に加え腰椎椎間板変性が多い.

4）手膝上型（hand-on-the-lap type）
これは文字通り手を膝の上に置くものとした．これは胸椎圧迫骨折に加え，腰椎椎間板変性がさらに著しく，先の屈曲型と似たパターンを示した．1人当たりの腰椎椎間板変性数はこの型が一番多い.

さて以上の4型のパターンをもう一度見直していただきたい．すなわち，S字型は胸椎圧迫骨折が主体であるが，伸展型，屈曲型，手膝上型はいずれも腰椎椎間板変性が主体であるという点に注目していただきたいのである.

腰椎椎間板変性が姿勢にかくも重大な影響を及ぼすことは，筆者は当

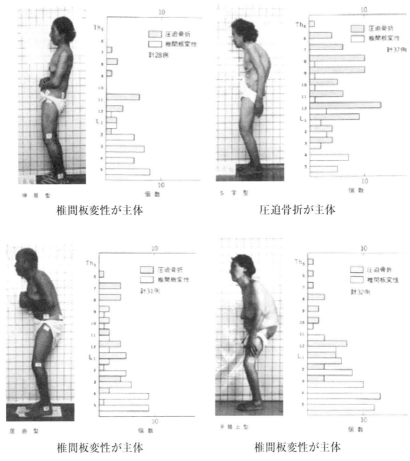

椎間板変性が主体　　　　　　　　　　圧迫骨折が主体

椎間板変性が主体　　　　　　　　　　椎間板変性が主体

3章2　老人姿勢の原因：圧迫骨折か椎間板変性か

初予想していなかった.

　では，これはどのようにして説明できるのであろうか.

　ここで **3章4** を見ていただきたい. ①は椎体，椎間板ともに正常な筆者（当時34歳）の立位脊柱X線から椎体，椎間板をトレースしたペーパーモデルである.

　ここで第4/5腰椎椎間板と第5腰椎/第1仙椎椎間板の2カ所が変性して vacuum phenomenon を起こしたと仮定し，取り去ってみた. する

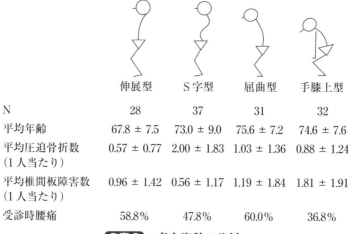

	伸展型	S字型	屈曲型	手膝上型
N	28	37	31	32
平均年齢	67.8 ± 7.5	73.0 ± 9.0	75.6 ± 7.2	74.6 ± 7.6
平均圧迫骨折数 （1人当たり）	0.57 ± 0.77	2.00 ± 1.83	1.03 ± 1.36	0.88 ± 1.24
平均椎間板障害数 （1人当たり）	0.96 ± 1.42	0.56 ± 1.17	1.19 ± 1.84	1.81 ± 1.91
受診時腰痛	58.8%	47.8%	60.0%	36.8%

3章3 老人姿勢の分析

Teaching Point

伸展型は平均年齢が最も若く，圧迫骨折は最も少ない．S字型は圧迫骨折が最も多く，椎間板障害は最も少ない．手膝上型は椎間板障害が最も多い．

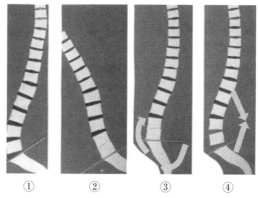

① 立位での正常脊椎
② L4/5，L5/S1椎間板変性．これだけで大きく前屈してしまう．
③ 骨盤を後傾して立位を保つ．①と比べると平背（flat back）になっている．
④ 骨盤を後傾せず背筋で立位を保つ．

3章4 立位脊柱X線から椎体，椎間板をトレースしたペーパーモデル

と，②のようにこれだけで脊柱は大きく前傾した．またここで注意すべきは，腰椎に限って注目してみると腰椎の lordosis（前弯）が減少していることである．もし，このままで他に何の代償機転も働かないとすれば，老人は屈曲型か手膝上型をとることになる．

では，老人はどのようにして立位を保とうとするのであろうか．これには2つの方法が考えられよう．

1）脊柱はそのままで骨盤全体を後傾する方法③

2）骨盤を後傾せず背筋で無理に脊柱を起こし立位を保つ方法④

の2つである．それぞれについて考えてみる．

1）脊柱はそのままで骨盤全体を後傾する方法③

これは大部分の老人が行っている方法と思われる．腰椎の lordosis（前弯）はすでに減少しているため，骨盤を後傾してくると脊柱は flat back（平背），すなわち伸展型③になる．①の正常脊椎と比較するとよくわかる．

従来，flat back の原因として腰椎椎間板変性が挙げられていた．しかしなぜ腰椎椎間板変性が flat back を起こすのか，その理由がはっきりしなかった．しかしこのペーパーモデルにより容易にそのメカニズムが理解できる．すなわち腰椎椎間板変性により腰椎の lordosis（前弯）が減少し，そしてそのままで骨盤を後傾するために flat back（平背）となるのである．

2）骨盤を後傾せず背筋で無理に脊柱を起こし立位を保つ方法④

この場合，骨盤は後傾せず姿勢はおおかた正常のままである．これは腰椎椎間板変性がありながら正常姿勢を保っている壮年期の人々が説明できる．

3章5 は50歳男性の腰椎X線である．腰椎椎間板変性の多発を認める．しかし，側面写真では姿勢はほぼ正常である．すなわち，腰椎椎間板変性が起こった場合，背筋力が正常であれば正常姿勢を保っていられるが，背筋力が減弱すると屈曲型あるいは手膝上型となり，これを起こそうとすれば骨盤を後傾して伸展型になるのではなかろうか．老人で背筋力が減少し，また背筋の萎縮を起こすことは，竹光[4]らにより証明されている．

逆にいえば，腰椎椎間板変性は，重大な姿勢変化を起こす potential を

220

持っているのであり背筋力がその鍵を握っている．したがって，壮年期
で腰椎椎間板変性がみられた場合は，背筋のトレーニングにより将来の
姿勢変化を防ぐことができると思われる．また，老人ですでに姿勢変化
を起こしてしまった場合でも，初期であれば背筋トレーニングにより正
常姿勢を保てる可能性がある．

　すなわち，脊椎圧迫骨折による姿勢変化は治療が不可能であるが，腰
椎椎間板変性による姿勢変化は，初期であれば矯正できる可能性がある．

◆脊柱変化の下肢による代償：老人は骨盤を後傾している

　さて，脊柱の屈曲を代償するために老人は骨盤を後傾することを仮定
した．果たして本当に老人は骨盤を後傾しているのであろうか．筆者は
骨盤の傾きのマーカーとして立位X線での仙骨上面の角度すなわち仙
骨傾斜角度（sacral horizontal angle）を計測した 3章6 ．

　脊柱変形の全くない正常者57人の平均は36.9±7.1度であり，これは
船越の報告と一致した．一方，X線で仙骨上面の判読不可能な者を除く
老人姿勢者112人の平均は17.4±13.2度（ただし手膝上型では手を膝か
ら離し起立位とした）であり，p<0.001の危険率で正常者との間に有意
差を認めた．すなわち，老人は骨盤を後傾している．

　この骨盤の後傾は下肢関節により行われるが，概して老人で体幹の前
傾が強いほど股関節伸展による代償は少なくなり，膝関節屈曲による代
償が増加する．

◆膝の代償は25～30度が限界，これを越えると手膝上型になる

　さて，手膝上型の姿勢，すなわち手を膝の上に置いて歩くようになる
原因は何によるのであろうか．

　ここで 3章7 を見ていただきたい．これは老人で立位での膝角度を
計測し，5度ごとに整理したものである．

　立位膝角度は15度から25度に集中し，25度以上は少ない．手膝上型
の人数は，手を膝に置いて立つ老人を無理に手を使わずに立たせた際の
角度である．この場合は25度以上が多いことがわかる．

　すなわち，膝による代償は25度から30度が限界であり，これを越え
ると老人は手を膝の上に置いて歩くようになる．25度以上になると筋電

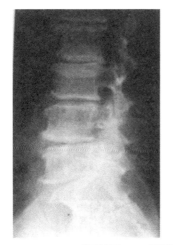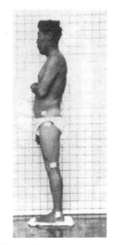

3章5 50 歳男性の腰椎 X 線

Teaching Point

腰椎椎間板変性が多発しているが正常姿勢である.

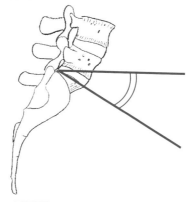

3章6 立位での仙骨傾斜角度

Teaching Point

正常者では 36.9 度. 老人平均は 17.4 度. すなわち,老人は骨盤を後傾している.

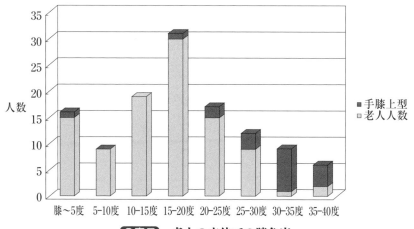

3章7 老人の立位での膝角度

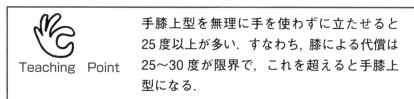

Teaching　Point

手膝上型を無理に手を使わずに立たせると25 度以上が多い．すなわち，膝による代償は25〜30 度が限界で，これを超えると手膝上型になる．

図で大腿四頭筋の放電が著しく増加し，四頭筋の疲労を訴える．

　このことから，手を膝に置いて歩く老人に対し，無理に膝の手を離して歩かせるのは意味がないことがわかる．

◆膝屈曲による代償は膝蓋大腿関節の変形性関節症と関係するかもしれない

　また立位での膝角度と変形性膝関節症との相関も調べてみた．

　膝関節内側の骨棘と，膝角度との間には相関はなく，膝蓋骨の前上方の骨棘と膝角度との間には相関を認めた．つまり，膝蓋大腿関節変化とは関係があるが，膝関節内側コンパートメントの変化は起こらないことがわかった．

参考文献

1）仲田和正：老人姿勢の研究．日整会誌　62：1149-1161, 1988
2）仲田和正：高齢者の姿勢—その分類とメカニズム．別冊整形外科　12：1-6,
　　1987
3）仲田和正：高齢者の姿勢．骨・関節・靭帯　12：1441-1449, 1989
4）竹光義治：不良姿勢"平背"の臨床的 X 線学的研究．臨整外　5：568-578, 1970
5）船越正男：いわゆる腰仙角の研究．日整会誌　31：1217-1299, 1958

Appendix 1―短期間で手術が上達する方法

　以下に述べる方法は，忍術とは違い，本人のかなりの努力を要することなので，そのつもりで読まれたい．皆さんが整形外科医でなくてもいろいろ応用が利く方法だと思う．

　筆者は，自治医科大学の卒業生であったので僻地勤務の義務もあり，十分な修練の期間がなかった．僻地勤務が終わって正式な整形外科研修を始めたのがすでに卒後6年．同年代の他大学卒業医師はすでに十分な研修を終えているのにこちらは新人同様．その劣等感，焦り，絶望感．「短期間にいかに手術に上達するか」は自治医科大学卒の外科系医師の持つ宿命的な命題なのである．

　患者さんに大工さんがいると「一人前になるのに何年くらいかかるか？」をよく尋ねた．大体，答えは一様で「まず十年」である．「一人で家をすべて組み立ててみないと一人前にはなれぬ」とおっしゃる方もあった．

　外科系医師もまあ大体このくらいかかるということには，皆さんも経験上から同意されるのではあるまいか．独学でもなんとかなる内科系とちがい，外科系は師について地道に修練を積まねばならない．

　筆者ももとより手先が不器用な身，手術の上達法については今まで随分悩み，考え続けてきた．こんなことは手術書を見ても書いてないし，先輩に聞いてもはっきりしない．今後ともこんな秘訣を書いた本が出てくるとも思えない．今現在も全国で悩んでいる諸氏にとりあえず，自分の小経験をお伝えしたいのである．

1. 短期間で手術がうまくなる方法

1) まず優れた研修病院に入ること

　これは絶対条件である．まちがっても数十床の僻地病院の研修で妥協しようなどと考えてはならない．自治医科大学卒業生だったら「俺はどんな僻地でも行く．その代わり，超一流の病院で研修させろ」と要求すべきである．フランス料理の名コックになりたかったら，駅前の大衆食堂でオムライスやカレーライス作りの修業をしたってろくなコックにな

225

らないのと同じ理屈である.

　2）先輩の手術の前立ちに入ったら，その一挙手一投足に目を凝らし疑問をがんがんぶつける．手術が終わったら必ず手術の一部始終をルーズリーフのノートに書いておく（普通のノートだと後で整理ができなくなる）．特にコツだと思われることは詳細に記載しておく．「自分だったらこうするのに」ということも書いておく.

　3）自分の手術が終わったときは，必ずその日のうちに（たとえ午前2時でも3時でも．次の日になると細かいところを忘れてしまう）手術の記載を行い，特に反省点については詳細に記録しておく.

　「こうしたらもっとよかったのではないか」ということも必ず記載する．カルテにすべて書くのがためらわれるようなら別のノートに書いておく.

　名横綱千代の富士は負けた取組は必ず，その日のうちにビデオを見て敗因の分析を行っていたのである.

　恥ずかしいが小生の手術記録を載せておく **Appendix 1－1,2,3**.

　特にうまくいかなかった手術は徹底的な反省を行い，理由をさがして記載し，改善法も考えておく．こうすることにより胸のわだかまりもなくなり，夜安心して眠れるのである.

　手術記録はすべてコピーしておくのは当然である．ノート，コピーはファイルに整理し，手術ごとに口取り紙でインデックスを付けておく．こうしておけば10年前の手術でも，ものの20〜30秒でアクセスできる.

　パソコンは絵を描くのに時間がかかりすぎるので，筆者は使用していない.

　4）同じような手術がまたある場合は必ず，前の手術記録に目を通しておく．特に以前の反省点については十分考慮しておく．そして次の日の手術を頭の中で繰り返し，繰り返しイメージトレーニングしておく.

　前にスキーの大回転をテレビで見ていたら「試合直前に選手が何を考えているのか」の問いに「頭の中で繰り返し繰り返しコースを滑っている」との返事で手術と同じなんだと感動したものだ.

　かつて京都大学アメリカンフットボール部が短い練習時間でありながら全国制覇できたのは，徹底したビデオ研究とイメージトレーニングによるのである.

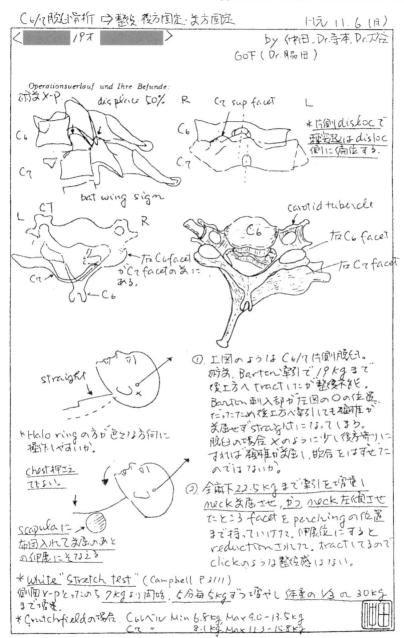

Appendix 1—1 筆者の手術記録 (1)

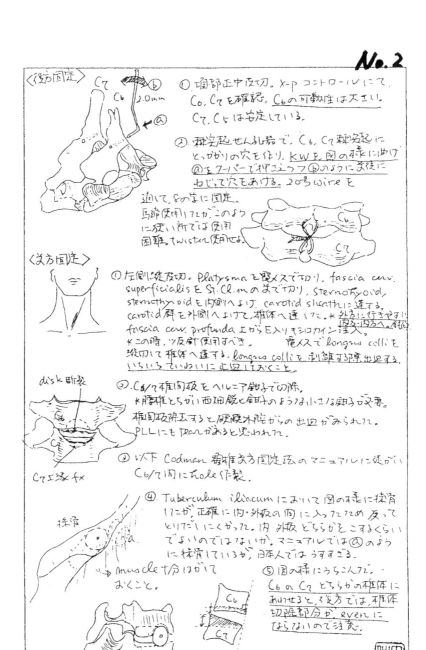

〈後方固定〉

C7 2.0mm C6

① 項部正中反切。X-p コントロールにて、C6、C7を確認。C6の可動性は大きい。C7、C1は安定している。

② 椎弓起せんし器で、C6、C7棘突起にとっかかりの穴を作り、KWを図の様に曲げⒶをクーパーで押さえⒷの様に交互にねじって穴もあける。20号 wire を通して、8の字に固定。
馬蹄使用してたが、このように狭い所では使用困難。twistさせ使用せよ。

C6 C7

〈前方固定〉

① 左側に斜皮切。Platysma を電メスで切り、fascia cerv. superficialis を St. Cl. m のあと切り、sternothyroid, sternothy oid を内側へよけ、carotid sheath に達する。carotid 群を外側へよけて、椎体へ達した。※外方に行きやすい(後方:内方へ、損傷)fascia cerv. profunda 上から E 入りキシロカイン注入。※この時、叉針使用すべき。電メスで longus colli に縦切して椎体へ達する。longus colli を剥離する際、出血する。いろいろていねいに止血しておくこと。

disk 断裂
C6
C7
C7 上縁 fx

② C6/7椎間板をヘルニア鉗子での除く。※腰椎とちがい面細鉗と鉗子のような小さな鉗子が必要。椎間板除去すると硬膜外腔からの出血がみられた。PLL にも Tear があると思われた。

③ 以下 Codman 頚椎前方固定弓のマニュアルに従がいC6/7間に hole 作製。

採骨

④ Tuberculum iliacum において図の様に採骨したが、正確に内・外板の間に入ってたため 反ってとりだしにくかった。内・外板どちらかをこするくらいでよいのではないか。マニュアルではⒶのように採骨しているが、日本人ではうすすぎる。

→ muscle 十分はがしておくこと。

⑤ 図の様にうちこんだ。C6 か C7 どちらかの椎体にあわせると、後方では椎体切除部分が even にならないので注意。

C6
C7

右足の距腓靭帯断裂の再建（Evans法）　H2. 8. 29.

<　　　　　　26Y.　　　　　＞　　by 〈仲田, Dr.安田〉

時間：　38 m.
出血：　（−）
ボスミン加腰麻

Operationsuerlauf und Ihre Befunde:

talar tilt.
（健側10°）

9mm　　ant. drawer（−）.

外　　旧反で⑫（+）.　　内
　　　　TOP（+）.　　　　TOP edematous

gaitにて⑫

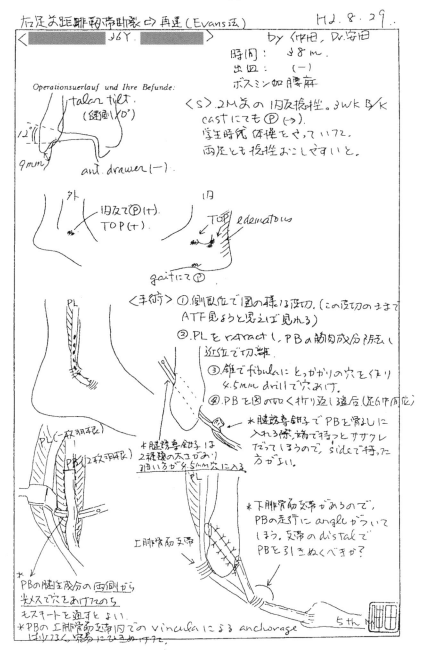

<S> 2Mあの内反捻挫。3WK B/K
castにても⑫（→）.
学生時代 体操をさっていた。
両足とも捻挫おこしやすいと。

<手術> ①側臥位で図の様な皮切.（この皮切のままで
ATF見ようと思えば見れる）
②PLをretractし, PBの筋肉成分を除去し
近位で切離.
③錐でfibulaにとっかかりの穴を作り
4.5mm drillで穴あけ.
④PBを図の如く折り返し縫合.（近位作用位）

PL
PL（一枚羽状）
PB（2枚羽状）
PL

＊腱鋸子鉗子で PBを穴通しに
入れる際, 端で持つとササクレ
だってしまうので, sideで持った
方がよい.

＊腱鋸子鉗子は2種類の太さあり。
狙いろが4.5mm穴に入る

＊下腓骨筋支帯があるので,
PBの走行に angleがついて
しまう. 支帯の distalで
PBを引きぬくべきか?

上腓骨筋支帯

＊
PBの腱生成分の両側から
尖メスで穴をあけてのち
モスキートを通すとよい.
＊PBの上腓骨筋支帯内でのvinculaによる anchorage
ばりつよく, 除去にこまめるけた.

5th MT

Appendix 1-3　筆者の手術記録（3）

229

長嶋茂雄氏は，高校生の頃，小遣いを貯めては後楽園で巨人―阪神戦を観戦し，勝ち負けそっちのけで，スター選手のバットの構え，スタンスの位置，振り切ったあとのフォロースルーを熱心に観察したという．家に帰ると直ちに自分で「長嶋，打ちました」と実況中継しながらフォームを真似て素振りに打ち込みメンタルトレーニングをしたとのことである．

　5）手術中遭遇した見慣れない血管，神経は必ず解剖書で確認しておく．そのためにも優れた解剖書には金を惜しまない．整形外科なら骨格標本を自分で持っていると非常に助かる．どういうふうにアプローチしたらよいか，3次元的にわかるし，斜位のX線も標本と見比べれば一目瞭然である．手術記録も標本を見ながら書けば正確になるし，細かい骨の解剖も覚えられる．左右一対の標本をそろえなくても右側だけでよい．左を見たいときは右の標本を鏡に写してそれを見ればよい．

　6）定型的な手術は，ひたすらその手術時間の短縮を図る．常にどの工程を改善したら時間を短縮できるか考える．こうすることによりマンネリ化を防ぎ，また手術が楽しくなる．

　7）新しい手術を始める場合は，極力，他の病院でその手術を見学させてもらう．本だけを読んで新しい手術に挑戦するというのは，非常に勇気がいることであり，また危険なことでもある．本には手術のすべてが網羅されていないからである．「百聞は一見に如かず」は真実である．

　8）手術後どのような経過をとったかについても記録しておく．これは別の患者さんへの説明にも非常に役立つ．

　9）文献は特にtechnicalな部分に着目し，収集を心がける．

　以上の方法により，手術の上達を格段に速めることができる．記録しておかないと，あっという間に手術の詳細を忘れてしまうので，なかなか進歩しない．自分の記憶力を信じてはならない．詳細に記載し，それを何度も読み返すことにより，初めて階段状に進歩していくのである．

　10）元名古屋大学胸部外科教授（現奈良県立病院機構理事長）の上田裕一先生のお話は衝撃的であった．手術見学をする時，手術の流れだけ見ている医師がいるというのである．筆者自身が実はそうであった．手術を見る時は，1針目を血管のどこからどの向きに刺し，左手の鑷子は血管のどこを把持していたのかを見よというのである．また見学は術者

と同じ肩口から見よとのことである．反対から見ると手が逆になるからである．上田先生は刺繍道具を買って縫合を毎日 30 分，1 時間練習したそうだ．驚いたのはお会いしたとき，60 歳近かったが学会で数日手術を離れた後は必ず基本的な運針の練習をしているというのである．これはサッカーのドリブル，リフティングに相当する．また休暇明けは腕が鈍っているので重症手術は入れないとのことであった．また術前のイメージトレーニングには最低 1 時間はかけておられた．（『外科手術に上達くなる法，トップナイフたちの鍛錬法』シービーアール，2009）

2. 経験だけでは一流になれない

以前，辻料理学校の校長のエッセイを読んでいたら「30 年，ラーメン屋をやっていても，ひどくまずいラーメン屋がある」という一文に接し，ひどくギクリとした．現に著者が思い当たるところでも，伊豆のある温泉町に創業昭和 6 年以来の味を守り続ける，ひどくまずいラーメン屋がある．また，昔ながらの知識と技術だけで医療を行っている老医師を数多く見てきた．すなわち，「経験だけでは決して一流にはなれない」のである．常に探究心を持ち改善しようとしなければ，うまいラーメンはつくれないのである．

『大空のサムライ』（光人社）という本がある．

太平洋戦争中，ゼロ戦のパイロットとして敵 64 機を撃墜した（5 機撃墜でエースと呼ばれる）坂井三郎氏の世界 460 万部のベストセラーである（Samurai! Naval Inst Pr, 2010）．当時，パイロットの訓練時間はガソリンも足りず十分とはいえなかった．訓練時間は皆同じなのに，ある者はぐんぐん上達し，ある者はさっぱり上達しない．その原因はいったい何なのかを，徹底的に分析した本である．これは外科系医師にとって極めて示唆に富むものであり，ぜひ一読をお勧めしたい．本屋の戦記物のコーナーにたいてい置いてある．

一言でいえば，その差は，訓練時間以外にどれだけ操縦のことを考えたかにあるというのである．例えば飛行場で飛行機が止まっているときには，歩いて他の飛行機との距離をはかり，飛行機がどのくらいの大きさなら，どの位の距離になるのかを調べたりしたが，同僚は誰もそんなことはしていなかったそうだ．

また，視力を鍛えるために氏は，真昼間に星を捜しだす訓練をしたとかで，信じられぬことだが実際に見えるようになるのだそうだ．

　そのおかげで 20 km 先の敵機を肉眼でいち早く見つけ出し，味方機を常に優位な立場に持っていくことができたというのである．

　また，射撃の反射神経を鍛えるため，山手線に乗ったときは，電柱が煙突などと交差した瞬間に発射ボタンを押す訓練をしたり，素手で蝿やトンボを捕まえる（進路を予測しそこに手を出し百発百中だそうだ）訓練をしたとのことである．

　また，敵機にうまく逃げられたときはただ悔しがるのでなく，なぜ逃げられたのかを徹底的に分析し，自分もその真似ができるようにしてしまうというのである．これは，われわれがうまくいかなかった手術を徹底的に反省することにつながるものである．

　すなわち，日々，ぼーっと診療，手術をするのでなく，常に問題点を見つけ出し，勉強し，本を読み，それを改善しようとしなければ，一流にはなれないのである．経験症例が多ければそれだけで名人になれるのでは決してない．

　小生もそういう職人でありたいと思う．

Appendix 2─参考になる図書

　僻地の小病院で 1 人で整形外科医長をやっていると，都会の研修会に出る
のが容易ではない．最寄りの都会まで 2 時間かかり，また入院患者さんも抱え
ており，外来を 1 日休むと次の日の外来は倍忙しい．せっかく，日本整形外科
学会の整形外科専門医の資格をもらったのに研修会の単位数を満たすことが
容易ではなく，ついこの間失効してしまった．そんなわけで，知識は研修会で
なくもっぱら本や雑誌，インターネット（メーリングリスト）に頼っている．
たまに東京へ出るときはカードで本を大量に購入するのだが，遣い込みが発
覚した途端，家内の真空飛び膝蹴りがとんでくるから気が気ではない．
　1978 年から医師をやってきたが，小生にとって特にインパクトの強かった
本を紹介する．

1) W. Kahle：**Taschenatlas der Anatomie, Band 1 ;** Bewegungsapparat,
   ed. 12. Georg Thieme Verlag Stuttgart, 2018
   　運動器のポケット版の解剖書．現在は日本語版（『分冊解剖学アトラス
   第 6 版』文光堂，2011）も英語版も出ている．学生時代に手に入れ，それ
   以来手放せない．ハンディなものとしてはこれ以上のものはない．素晴
   らしい．整形外科は解剖学である．いろいろな雑誌にあった解剖学的な
   こともこれに書き込んだり紙に書いて貼りこんできた．今やこれなしで
   は整形ができない．

2) John H. Harris, William H. Harris：**The Radiology of Emergency Med-
   icine**. 5th ed, Williams & Wilkins, 2012
   　「ハリス＆ハリス」として有名な救急医学の X 線読影の本．写真が多い
   ので通読は難しくない．救急をやるなら一通り読んでおきたい．

3) Resnick & Niwayama：**Diagnosis of Bone and Joint Disorders**. 4th ed,
   Saunders, 2002
   　「レズニック」で通っている．5 分冊になった分厚い本であるが，X 線
   と病理と対比した本で実に面白い．筆者の青春の一時期，夢中で読んだ
   本．ファウストのように「時間よとまれ，お前は美しい」と叫びたくな
   る．骨の X 線の読みががぜん鋭くなる．疲れたときにはそのまま枕にも
   なる．こんなに面白い本なのになぜか日本ではあまり知られていない．

4) George B. Greenfield：**Radiology of Bone Diseases**. J. B. Lippincott, 1990

　「グリーンフィールド」で通じる 600 ページほどの本．骨疾患一般の X 線を扱い，外傷は載っていない．ただ骨疾患はごくまれなものが多いので通読してもそれほど役に立たなかった．推薦するかどうかは微妙．

5) William J. Koopman：**Arthritis and Allied Conditions**. 12th ed, Lea & Febiger, 2004

　リウマチの世界的な教科書．これも枕になるくらいの本で，ほぼ通読したが読むのがしんどかった．

6) A. H. Crenshaw：**Campbell's Operative Orthopedics**. 14th ed, Mosby Year Book, 2020

　通称「キャンベル」．整形外科手術書として世界のバイブル．改訂のたびに冊数が増えてきた．整形でキャンベルを知らなかったら潜りである．ほぼ通読したが必要なところだけ読めばよい．

7) Stephen Goldberg：**Clinical Neuroanatomy Made Ridiculously Simple**. 5th ed, Medmaster, 2014

　題名通り「馬鹿みたいにやさしくした神経解剖学」．絶対お勧め．数十ページたらずの小さな本で 1 日で読める．神経解剖学の暗記法が書いてあり，役に立つ．こういうのが本当に役に立つ本なのだ．日本語訳(『「超」入門！神経解剖』総合医学社，2001）

8) Stanley Hoppenfeld：**Physical Examination of the Spine and Extremities**. Appleton-Century-Crofts, 2013

　「ホッペンフェルト」絶対お勧め．本著にも随分引用させていただいた．美しくわかりやすい挿絵．整形外科診断学で，この本の右に出るものはない．日本語訳（『図解四肢と脊椎の診かた』医歯薬出版，1984）が出ている．

9) Stanley Hoppenfeld：**Orthopaedic Neurology**. J. B. Lippincott, 1977

　同じく絶対お勧めの「ホッペンフェルト」の整形外科神経学．日本語訳も出ている（『整形外科医のための神経学図説』南江堂，1979）．

10) 黒田康夫：**神経内科ケーススタディー**．新興医学出版社，2002

　神経内科診断の実際的な考え方の奥義をよくぞここまで披露してくださった．1 ページ，1 ページが感動ものである．薄い本であるが断然お勧め．

11) Sandra G. Kirchner：**Advanced Exercises in Diagnostic Radiology**, Emergency Radiology of the Shoulder, Arm and Hand. W. B. Saunders, 1981

上肢の X 線診断の基本的な練習帳．Advanced ではないと思う．気楽に読めるし結構役立つ．

12) Arnold K. Henry：**Extensile Exposure**. Churchill Livingstone, 1995

米国の整形外科レジデントの必読書．オリジナルの四肢手術進入路を詳しく説明してある．ただ英語が妙に文学的で難しい．

13) David C. Dahlin：**Bone Tumors**. 5th ed, Charles C Thomas, 1996

骨腫瘍といえば「ダーリン」．メーヨークリニックの病理医である．骨腫瘍の頻度順位の表があるのもうれしい．ただ原発性骨腫瘍はまれな疾患であるので，通読してもプライマリ・ケアではあまり役に立たない．

14) 菊地臣一，蓮江光男：**腰仙椎部神経症状**．金原出版，1996

菊地臣一先生は腰仙椎神経の解剖の泰斗であり，下肢神経症状を理解する上で，この先生の本は欠かせない．

15) 菊地臣一：**腰痛をめぐる常識の嘘，続・腰痛をめぐる常識のウソ**．金原出版，1998

腰仙椎神経の深い理解からくり広げられる議論は説得力がある．これぞ弁証法．

16) Benjamin Felson：**Chest Roentgenology**. Saunders, 1973

シルエットサインで名高いフェルソンの胸部 X 線読影の古典である．胸椎の読影は胸部 X 線と切り離せない．内容もさることながらこの本に散りばめられたジョークがめちゃ面白い．こんな漫才みたいでしかも内容のある本，初めて見た．研修医の頃通読したが，今でもこのジョークを時折思い出し笑いするので家内から気味悪がられている．

17) 大場　覚：**胸部 X 線写真の読み方**．中外医学社，2001

一時，胸部画像診断に凝って胸部 X 線，CT の本を 30 冊ほど読んだが，1 冊推薦するとしたら文句なくこれ．なぜそのような画像になるのか画像の成り立ちをよく説明しており，他の本とは一線を画す．要精読．

18) Bernard E. Fineson：**Low Back Pain**. J. B. Lippincott, 1973

腰痛の本．腰痛はいろいろなドクターがいろいろなことをいうのでそのひとつ．

19) Macnab：**Backache**. 4th ed, Williams & Willkins, 2006

同じく腰痛の本.

20）Arthur J. Helfet：**Disorders of the Knee**. J. B. Lippincott, 1974

　　　ヘルフェットの膝の本. 膝の解釈のひとつ.

21）Rockwood & Matsen：**The Shoulder**. 5th ed, Saunders, 2017

　　　肩の解釈のひとつ，ロックウッド.

22）Sarmiento A：**Closed Functional Treatment of Fractures**. Springer Verlag, 1981

　　　骨折の保存治療のバイブル「サルミエント」. 豊富な自験例から編み出した機能装具を用いた保存治療である. 手術ばかりしていた頃これを通読して反省させられた.

23）Morton A. Meyers：**Dynamic Radiology of the Abdomen**. 3rd ed, Springer-Verlag, 2013

　　　腹部 X 線読影は腰椎の X 線読影と切り離せない.

　　　1 年目の研修医の頃，夢中で読んだなつかしい本. とにかく面白い. 読み出したらやめられない，止まらない. 研修医の頃，酒は飲みたしこの本も読みたしで，結局，深夜，飲み屋に通ってカウンターの隅でビールを飲みつつこれを夢中で通読した.

　　　こういった解剖や病理から X 線読影を導く本は実に刺激的.

24）Rene Cailliet：**Knee Pain and Disability**. F. A. Davis Company, 1992

　　　米国のリハビリ医，カリエの痛みシリーズ（全 6 冊）の 1 つで，今は医歯薬出版から日本語訳が出ている（「カリエの痛みシリーズ」）. わかりやすくとてもよい. 米国で医学書のベストセラーになった. 膝の他に足・足関節，腰，首・上肢，肩，手などがありどれもよい.

25）植村研一：**頭痛・めまい・しびれの臨床**. 医学書院，1987

　　　皆さんよくご存知の本と思う. 豊富な知識，わかりやすい説明，本はこうでなきゃいけないというお手本. 同じ植村先生の『頭蓋内疾患の初期診療』（篠原出版，1977）は，なくしてしまったがこれも名著.

26）坂井三郎：**大空のサムライ**. 光人社，2003

　　　敵 64 機を撃墜したゼロ戦パイロットのエース，今は亡き坂井三郎氏の世界のベストセラー. 職人としての外科，整形外科を修業するうえでのヒントがてんこもり.

　　　外科系の必読書だと思う. 繰り返し読んだ. 坂井氏に年賀状を送ってみたら返事をくれて大感激，大事にとってある.

27) デカルト：**方法序説**，45 刷．岩波書店，1997

別に難しい哲学書ではない．「もろもろの学問において真理を求めるための方法」が書いてある．大学院で「老人姿勢」の研究を一人で始めたとき指導医もいなかったので，研究の方法についてはこれをバイブルとし，繰り返し読み，実に参考になった．第 1 に「いかなる事も真であると受け取らず即断と偏見を避けること」，第 2 に「研究する問題をできるかぎり多くの小部分に分割すること」，第 3 に「単純なことから複雑なものへと思索を順序に従って導くこと」，最後に「どの部分についても完全に枚挙すること」．特に研究をする方にはぜひ一読をお勧めしたい．

28) **Harrison's Principles of Internal Medicine**. 20th ed, McGraw-Hill, 2018

むろん，この「ハリソン」を知らない医者は医者でない．小病院の救急では整形だ，内科だなどといっていられない．何科に進もうとも内科はすべての科の基本である．江戸時代，内科は本道，外科は外道といった．読了したのが大学 6 年の 24 歳の自分の誕生日だったので小生にとっても青春の記念碑的な本である．通読した日に学生寮の自室の壁に「ハリソン内科読了！」とでかでかと落書きしてきた．

内容はぜんぜん覚えていなくても，線を引きまくったこの本を医局においておくだけで他の医師をひるませることができ，水戸黄門の印籠のようなものだった．今は亡き母に作ってもらった手提げ付きのブックカバーで学生の頃，大学内を持ち歩いていた．

29) 仲田和正：**老人姿勢の研究**．日本整形外科学会雑誌，vol. 62, No. 12, 1988

小生の学位論文です．老人の姿勢の成り立ちを解明しました．皆さん読んでね．

30) 仲田和正編：**外科手術に上達くなる法**，トップナイフたちの鍛錬法．シービーアール，2009

日本の手術の名手 5 人に鍛錬法をお聞きしました．この書により経験は科学になりました！

Index

手・足・腰診療スキルアップ　第2版

2004 年 7 月 15 日　　第 1 版第 1 刷発行
2019 年 10 月 20 日　　第 1 版第 15 刷発行
2021 年 8 月 5 日　　第 2 版第 1 刷発行Ⓒ

著　　　者　仲田和正
発 行 人　小林俊二
発 行 所　株式会社シービーアール
　　　　　　東京都文京区本郷 3-32-6　〒113-0033
　　　　　　☎ (03) 5840-7561 （代）Fax (03) 3816-5630
　　　　　　E-mail／sales-info@cbr-pub.com
　　　　　　ISBN978-4-908083-67-9　C3047
　　　　　　定価は裏表紙に表示
装　　　幀　三報社印刷株式会社デザイン室
印 刷 製 本　三報社印刷株式会社
　　　　　　Ⓒ Kazumasa Nakada 2021

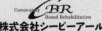

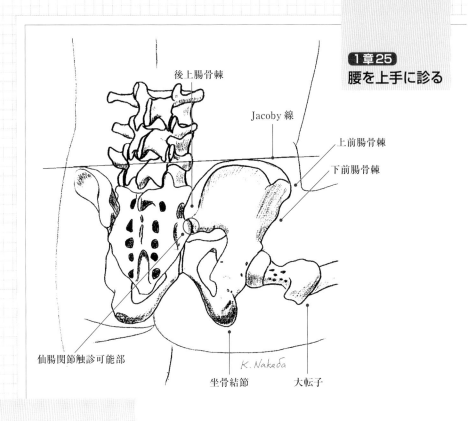

1章25
腰を上手に診る

後上腸骨棘

Jacoby 線

上前腸骨棘

下前腸骨棘

仙腸関節触診可能部

K. Nakada

坐骨結節　　大転子

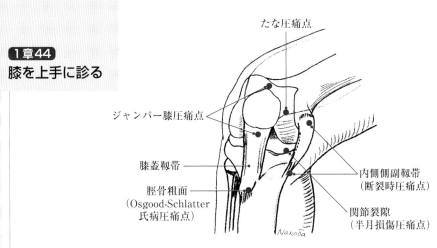

1章44
膝を上手に診る

たな圧痛点

ジャンパー膝圧痛点

膝蓋靱帯

脛骨粗面
(Osgood-Schlatter
氏病圧痛点)

内側側副靱帯
(断裂時圧痛点)

関節裂隙
(半月損傷圧痛点)

Nakada

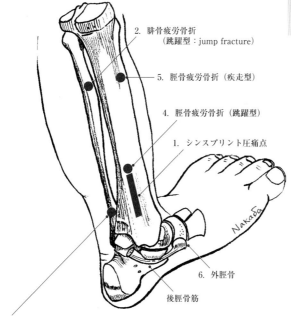

2. 腓骨疲労骨折
　（跳躍型：jump fracture）

5. 脛骨疲労骨折（疾走型）

4. 脛骨疲労骨折（跳躍型）

1. シンスプリント圧痛点

6. 外脛骨

後脛骨筋

3. 腓骨疲労骨折（疾走型：runner's fracture）

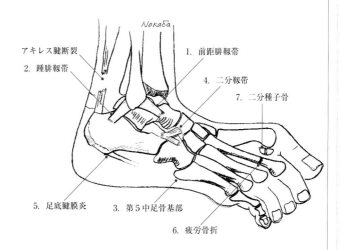

アキレス腱断裂

2. 踵腓靱帯

1. 前距腓靱帯

4. 二分靱帯

7. 二分種子骨

5. 足底腱膜炎

3. 第5中足骨基部

6. 疲労骨折